AF240871

Tristesse Business

Patrick Landman

TRISTESSE BUSINESS

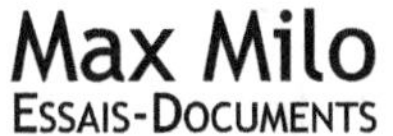

Max Milo
Essais-Documents

*À la mémoire de Jean Clavreul et de Roger Misès
À Eva, Quentin, Chloé et à ceux à venir...*

Introduction

Comment le *Manuel diagnostique et statistique des troubles mentaux*, ou DSM, peut-il avoir le pouvoir de fabriquer des fous et de vous attribuer un jour l'étiquette de malade mental alors que vous êtes bien installé dans un sentiment légitime de normalité ?

Publié pour la première fois en 1952 aux États-Unis sous l'égide de l'Association américaine de psychiatrie (APA), la première version du DSM recensait soixante troubles mentaux. On en est aujourd'hui au DSM-5 et à plus de trois cent cinquante troubles répertoriés. Si les DSM-1 et DSM-2 s'inscrivaient encore dans la démarche psychiatrique clinique, les versions suivantes s'y sont opposées. D'où une multiplication des troubles recensés et la nécessité aujourd'hui de démontrer les limites et les dangers du DSM.

Dans certains États américains, près de 25 % des enfants d'âge scolaire sont traités pour un trouble de déficit de l'attention avec ou sans hyperactivité ; actuellement en France, ce chiffre est de moins de 3 % mais il est en augmentation constante ; un Français sur cinq consomme des psychotropes. La responsabilité dans ces faits de la psychiatrie que je nommerais « psychiatrie DSM » est très importante, et je pourrais multiplier les exemples. Mais les chiffres ne suffisent pas en eux-mêmes, il faut y ajouter une bonne interprétation. On peut par exemple objecter que ces chiffres traduisent une meilleure connaissance scientifique des maladies mentales, une meilleure prévention avec un dépistage plus précoce, en un mot une amélioration dans le domaine de la santé mentale. Je montrerai qu'il n'en est rien.

Pédopsychiatre et psychiatre, j'ai été longtemps réticent à considérer que le DSM pourrait avoir un impact de cette ampleur. Je m'en suis passé dans ma pratique pendant des années et ce n'est que récemment que j'ai commencé à m'y intéresser. D'autres en France avaient été plus perspicaces, percevant l'importance du DSM, le changement des mentalités qu'il incarne, les conséquences anthropologiques qu'il accompagne et les nouveaux paradigmes qu'il utilise. Pour ma part, je vivais dans l'idée de « l'exception française » qui, selon moi, conférait une sorte de protection tout à la fois de l'éthique professionnelle et des bonnes règles de l'art appliquées aux patients. Cette exception française reposait sur trois piliers. Le premier pilier, c'est la tradition psychodynamique, qui vient de la psychanalyse, de Lacan en particulier, et qui donne une place prépondérante à l'écoute, à l'histoire du sujet, à la parole, tout en cherchant des explications psycho-pathologiques sans préjuger de la cause des maladies mentales. Le deuxième pilier, c'est la tradition clinique psychiatrique française – et même européenne – qui repose schématiquement sur des structures différenciées appelées *névroses, psychoses aiguës et chroniques, perversions, démences.* Ces catégories sont fondamentales pour le repérage clinique, l'entendement du praticien et la conduite à tenir. Dans ce cadre, par exemple, le terme de folie – en dehors de l'usage d'une substance ou d'un état démentiel – est réservé à la seule catégorie de psychose. Le dernier pilier, nous le devons à l'initiative du professeur Roger Misès qui, de par sa double formation de psychanalyste et de pédopsychiatre, a compris dès les années 1980 le danger du DSM, surtout pour la pédopsychiatrie[1]. Il a alors mis en place un groupe de travail qui s'est attelé à bâtir une Classification française des troubles mentaux de l'enfant et de l'adolescent (CFTMEA). L'immense majorité des pédopsychiatres français a utilisé cette classification dans laquelle elle se reconnaissait[2].

---

1. Roger Misès (1924-2012) a par ailleurs développé une « nouvelle clinique psychiatrique », basée sur un travail pluridisciplinaire mêlant éducateurs, psychologues, pédagogues, psychiatres, infirmiers, etc. Son grand concept est la cure en institution.
2. Il existe deux grands types de classification qui correspondent à deux types d'approche. D'une part les classifications que nous appellerons pour simplifier « les classifications cliniques », qui s'appuient sur le raisonnement clinique traditionnel comme la CFTMEA, d'autre part les classifications athéoriques comme le DSM ou la classification de l'Organisation mondiale de la santé (OMS) – la Classification internationale des maladies (CIM) – qui se rapproche, dans sa dixième version, du DSM.

J'avais tout de même acheté la version française du DSM-3. Ce livre, best-seller mondial, m'est tombé des mains. Je suis sorti de cette lecture renforcé dans l'idée qu'un ouvrage aussi indigeste et aussi superficiel, malgré sa prétention à être bâti comme un système expert, ne pourrait jamais supplanter la tradition clinique. Je me suis trompé.

Plusieurs événements ont progressivement changé ma perception de l'impact du DSM.

Tout d'abord, mon contact avec la faculté de médecine m'a fait prendre conscience que les étudiants et les internes étaient formés au DSM et non à la clinique classique : autrement dit, que le DSM devenait la référence principale et parfois unique pour l'enseignement de cette discipline médicale qu'est la psychiatrie. Comme en politique il y avait eu la « génération Mitterrand », en psychiatrie se dessinait la « génération DSM » pour laquelle la psychanalyse était une méthode comme une autre, voire un archaïsme, mais en tout cas pas une référence centrale.

Ensuite, un événement décisif : ma reprise de contact avec l'institution psychiatrique via l'Établissement Jean Macé, à Montreuil sous Bois, après plusieurs années de pratique libérale exclusive. Ce contact m'a permis de mesurer l'emprise grandissante de la médico-économie sur la vie de ces institutions, laquelle n'améliorait pourtant pas la qualité de la prise en charge des patients. J'ai eu aussi l'occasion de mesurer lors de réunions, et dans leurs comptes rendus, à quel point le langage utilisé dans le DSM était repris par nombre de praticiens, et surtout par l'administration sanitaire et médico-sociale.

Et puis, il y a eu les campagnes de dépistage d'enfants « futurs délinquants » à partir de la maternelle qui ont à juste titre scandalisé beaucoup de professionnels de l'enfance et de citoyens ; elles sont aussi reliées au DSM car il ne se contente pas de poser des diagnostics hasardeux – comme le trouble oppositionnel avec provocation[3], ou le trouble d'hyperactivité avec déficit de l'attention –, mais se révèle fixiste, sans conception évolutive du diagnostic qui n'est plus une simple photographie à un instant donné mais une étiquette définitive. Il biaise donc les études épidémiologiques sur lesquelles se fondent ces campagnes de dépistage.

Enfin, j'ai constaté, statistiques à l'appui, que le DSM était à la base de la prescription de plus en plus élargie d'amphétamines aux enfants, d'abord aux États-Unis et au Royaume-Uni, mais également en France dans une moindre mesure.

Toutes ces données m'ont conduit à me lancer dans une action avec quelques autres contre la pensée unique du DSM.

La médicalisation grandissante des affects, tout spécialement de la tristesse, qui fait partie de notre vie psychique quotidienne mais dont la pathologisation outrancière est symptomatique des dérives et du malaise de notre culture – c'est ce que j'ai voulu exprimer en choisissant le titre de mon livre –, la pratique de plus en plus étendue du surdiagnostic et enfin le recours de plus en plus fréquent aux psychotropes : ces trois éléments

---

3. Le trouble oppositionnel avec provocation est défini par le DSM comme un ensemble de comportements hostiles ou provocateurs envers les figures d'autorité qui vont au-delà d'un comportement infantile habituel.

catalysent en quelque sorte la fabrique des fous. Il est bien évident que ses causes sont multiples et complexes, mais le DSM joue un rôle non négligeable dans ce qu'on peut appeler une tendance lourde.

Du temps où Henri Ey et Jacques Lacan étaient internes, il était écrit dans la salle de garde de l'hôpital Sainte-Anne : « Ne devient pas fou qui veut. » Cette phrase, mise en exergue, démontre la pertinence du raisonnement clinique fondé sur la recherche de structures psychiques : un névrosé ne devient pas psychotique, même s'il doit faire face à des circonstances contraires ou tragiques, et un psychotique qui est stabilisé ne devient pas névrosé. Si l'on accepte que les structures psychiques sont valides, alors le lecteur peut à juste titre se sentir rassuré s'il pense qu'il présente un degré suffisant de normalité, autrement dit, en langage psychiatrique, qu'il est un névrosé normal sans symptômes gênants. Il n'a rien à craindre, il ne deviendra pas fou.

Malheureusement, tout n'est pas aussi simple qu'il n'y paraît. Tout d'abord, les structures psychiques ne correspondent qu'à des catégories cliniques, elles ne sont pas validées par un quelconque marqueur biologique de quelque nature qu'il soit, elles ne sont pas validées scientifiquement. De plus, elles ne sont pas définies de façon suffisamment précise pour faire consensus et a fortiori unanimité. Elles présentent des formes limites qui pour certains sont des formes de passage ou intermédiaires et pour d'autres des catégories supplémentaires. On a ainsi inventé la catégorie des états limites ou *borderlines*. Ce flou a été un des arguments avancés par les promoteurs du DSM pour justifier leur refus de tenir compte des structures et d'opter dans leur méthodologie pour l'athéorisme dont ils espéraient une plus grande fiabilité puisqu'il évitait les querelles partisanes ainsi que les options doctrinales parfois spéculatives et souvent inconciliables.

Mais si la clinique « classique » n'offre pas de garantie de haut niveau pour différencier la folie de la non-folie et que l'athéorisme du DSM fabrique des fous, comment croire un diagnostic psychiatrique ou savoir si l'on souffre réellement d'une maladie mentale ? Toutes les modifications par rapport à la norme que l'on observe dans les maladies mentales, et qui sont réelles, doivent être considérées comme des corrélations et non des causes. C'est-à-dire, par exemple : si, dans telle maladie mentale, on observe une modification d'une ou plusieurs constantes biologiques ou une modification cérébrale, l'interprétation à l'heure actuelle ne peut pas affirmer que c'est la cause de la maladie, mais plutôt que cette ou ces modifications sont corrélées à la maladie. Pour tenter d'être encore plus clair, je prendrais l'exemple de la fièvre qui est corrélée à des syndromes ou des maladies bien différentes sans en être la cause, mais avec une caractéristique qui n'existe pas en psychiatrie : la fièvre est un signe qui témoigne d'une réaction de l'organisme et donc à coup sûr d'un processus pathologique ; or les anomalies de l'organisme et de sa physiologie observées en psychiatrie ont échoué jusqu'à présent à jouer le rôle de signe.

Après ces remarques sur l'absence de scientificité des classifications des maladies mentales, il nous faut juger ces classifications à l'aune d'autres critères que la science. Le DSM est responsable d'une augmentation considérable du nombre de faux positifs, en particulier de « faux fous », s'opposant par là même aux règles de base de l'art médical. Les critères cliniques habituels ne sont pas au-dessus de tout reproche, loin s'en faut, mais ils sont beaucoup plus exigeants que la méthode DSM, qui est expéditive et ouvre la voie à une prescription médicamenteuse bien souvent trop rapidement et de façon inappropriée.

On peut aider d'une manière moins invasive que les médicaments, évitant le risque de rendre les patients dépendants et de provoquer des effets secondaires parfois irréversibles. Utiliser le DSM pour faire un diagnostic est très commode, à la portée de tous – ce qui est un avantage non négligeable en cette époque de pénurie de psychiatres ; mais la réponse qu'il apporte est le plus souvent médicamenteuse. Or, la grande majorité des patients qui consultent un psychiatre, et a fortiori un généraliste, ne présente pas une pathologie mentale sévère, mais plutôt des difficultés ou des crises existentielles, des problèmes d'adaptation au sens large, des moments de rupture professionnelle ou sentimentale, des deuils particulièrement pénibles, des difficultés éducatives ou de couple, etc. Face à ces demandes, il est très satisfaisant de pouvoir offrir une réponse qui soulage, calme, anesthésie l'angoisse ou la douleur morale : c'est le but de la prescription de psychotropes dont la réussite à court terme est indéniable, mais discutée à long terme. Par ailleurs, un instrument comme le DSM permet de donner un cadre rationnel, de constituer ces plaintes existentielles en troubles mentaux et d'éviter aux praticiens la confrontation prolongée avec la prise en charge des patients. C'est une des raisons pour lesquelles la consommation de psychotropes est à un tel niveau en France.

Le DSM n'est pas seul en cause, bien sûr, mais il a une responsabilité propre. Émanant d'une association de spécialistes, il a le pouvoir de déterminer qui est malade et qui ne l'est pas ; il est de plus en plus utilisé comme référence par la sécurité sociale – par exemple elle a adressé aux médecins généralistes un *guideline* sur l'état dépressif majeur qui est calqué sur le DSM et incite à dépister les états dépressifs en quelques minutes à l'aide d'un entretien structuré. De plus, le DSM se prête très bien par sa forme et sa méthode à une politique de standardisation qui exige une évaluation accélérée des situations cliniques et une homogénéisation des pratiques.

Le DSM était au départ conçu pour la recherche ; son application à la pratique est venue d'une contagion entre le champ des essais cliniques médicamenteux et la pratique quotidienne. Un patient de la pratique quotidienne en psychiatrie n'est pas assimilable, loin s'en faut, à un individu inclus dans une recherche concernant l'efficacité d'un médicament. Il n'est pas évident à mes yeux que les patients psychiatriques doivent être soignés tous de la même façon sans tenir compte de leur singularité.

Pour toutes ces raisons, je considère que le DSM nuit à la santé.

1. La nouvelle fabrique des fous

Dans la représentation populaire, le fou est celui qui voit des choses qui n'existent pas pour les autres, qui entend des voix que les autres n'entendent pas, qui tient des propos que les autres jugent incohérents, choquants pour le sens commun ou sans rapport avec ce qu'ils perçoivent de la réalité. Il existe chez tout un chacun et très tôt une opinion naïve de ce qu'est la normalité psychique, qui n'est ni entièrement spontanée ni entièrement construite par la culture. Cette opinion résiste à mon sens à toutes les théories, elle est ancrée en chacun de nous et elle témoigne d'un certain bon sens. Elle pourrait s'exprimer en ces termes : la normalité psychique existe. Mais dès qu'il s'agit de donner une définition précise ou des contenus à cette normalité psychique qui est appréhendée naïvement, on se heurte à des difficultés très grandes, voire insurmontables. Néanmoins l'homme « normal » confronté avec un prochain « fou » éprouvera un affect de peur, de rejet ou de compassion témoignant d'un sentiment de rupture.

La folie effraie depuis toujours, pas seulement du fait de son association avec l'irrationnel, mais aussi parce qu'elle est le lieu de projection d'angoisses. Mais elle intéresse tout le monde, elle concerne tout le monde. Depuis Philippe Pinel, le grand aliéniste français qui, selon la légende, a libéré les fous de leurs chaînes[4], la folie est médicalisée, elle est considérée comme une maladie, les fous ne sont plus assimilés aux criminels et enfermés dans les mêmes lieux. Cette transformation n'a néanmoins pas fait disparaître la peur de la folie, qui s'est transformée en peur de la maladie mentale. De plus il existe toujours une confusion entre folie et criminalité, même si elle n'est pas validée par les faits et les statistiques. Elle perdure car ses racines ne relèvent pas de la simple raison : le rationnel ne combat pas à armes égales avec les idées reçues et les préjugés, surtout si le discours politique favorise ces inquiétudes et ces confusions.

La peur de la folie associée à sa dangerosité surdimensionnée par l'imaginaire collectif sont à l'origine de phénomènes de séparation, d'exclusion, voire de ségrégation à l'égard des « fous ». Cette séparation entre les fous et les autres revêt des aspects plus ou moins visibles socialement mais n'a jamais disparu, car aucune

---

4. Philippe Pinel (1745-1826) était pour l'abolition des fers qui entravaient les malades mentaux. Il a été l'un des premiers à considérer que les « fous » pouvaient être soignés par le dialogue et à supprimer les traitements médicamenteux et les saignées.

société ne peut accepter de tolérer une indifférenciation complète entre les fous et les autres ; toutes les sociétés ont des principes de régulation et d'élimination des comportements hors norme. Face à ce constat, il y a ceux qui s'accommodent de cette barrière de séparation pour de multiples raisons, parmi lesquelles le sentiment que leur normalité est renforcée, et il y a ceux qui ne l'acceptent pas. C'est au sein de ce deuxième ensemble hétéroclite que différentes approches ont été proposées pour réduire ce fossé entre les fous et les autres.

Normalité et folie

Il y a eu d'abord l'approche politique de la folie. Elle a connu son apogée dans les années 1960 et 1970 : la folie serait la résultante de l'injustice sociale, les fous seraient une catégorie d'opprimés, ils auraient collectivement leur place parmi les victimes du système capitaliste. L'aliénation mentale ne serait guère différente de l'aliénation sociale, elle en serait une expression particulière. Cette théorie de la maladie mentale comme non-réalité a donné naissance à l'antipsychiatrie et à l'ouverture des asiles, aboutissant dans bien des cas à des résultats pervers : les malades sont de retour dans leur famille, qui en supporte la charge, ou se retrouvent à la rue.

L'échec de l'antipsychiatrie peut s'interpréter de deux manières. Soit la libération des fous était prématurée car elle ne peut advenir qu'au moment de la libération de toute la société, de la rupture avec le système capitaliste ; soit la conception politique de la folie est inadéquate car

1. La nouvelle fabrique des fous

il y aurait un réel de la folie inéliminable par des mesures politiques. La postérité positive de l'antipsychiatrie se retrouve dans ce qu'on appelle la post-psychiatrie.

L'approche psychanalytique de la folie tend aussi à réduire le fossé entre les fous et les normaux. Freud a expliqué que tout un chacun au cours de son développement traversait une phase de perversion, la fameuse «perversion polymorphe infantile[5]». De son côté, Mélanie Klein a affirmé que le développement psychique normal passait par des phases qui ressemblaient point par point aux modalités de fonctionnement des psychoses graves. Autrement dit, nous sommes tous d'anciens pervers et d'anciens psychotiques. Pour la psychanalyse, la normalité semble s'assimiler au pouvoir de dépasser ces stades archaïques qui nous menacent lors de toute régression. Il y aurait l'idée pour la psychanalyse, si ce n'est d'une hiérarchie entre folie et normalité, tout au moins d'un progrès. Ces modalités perverses et psychotiques ne sont jamais entièrement effacées, elles perdurent dans le psychisme normal – dans l'inconscient – et peuvent tout à fait ressurgir lors d'événements marquants. C'est la peur de la ré-apparition de notre propre folie infantile qui serait à l'origine de notre crainte des fous : les fous nous ressemblent, ou plutôt ressemblent trop à notre inconscient et menacent notre sentiment de normalité, qui fait partie de notre identité. La psychanalyse a

---

5. Il s'agit pour l'enfant de se découvrir lui-même, ainsi que de découvrir le monde à travers ses pulsions sexuelles, non génitales : le suçotement, la satisfaction des différentes zones érogènes, etc.

modifié la conception de la normalité psychique mais n'a pas remis en cause l'idée même de normalité.

Ces deux approches, antipsychiatrique et psychanalytique, ont en commun, à des degrés divers, d'établir un lien entre la folie et la normalité dans un mouvement qui part de la normalité pour conclure à l'extrême que « les fous sont normaux ». Depuis les années 1980 nous assistons à une évolution inverse avec le DSM, qui peut se résumer ainsi : les normaux sont fous. Le résultat et les hypothèses de départ ne sont pas les mêmes que dans les approches précédentes et, surtout, si l'antipsychiatrie et la psychanalyse ne touchaient qu'une minorité, le DSM va produire des conséquences sur pratiquement l'ensemble de la population.

Le DSM comme reconnaissance de l'identité du psychiatre

Parmi les tenants d'une séparation marquée entre les fous et les autres, les psychiatres ont été surreprésentés. Cette séparation validait leur profession. Ils étaient considérés, ou se considéraient eux-mêmes, comme les spécialistes de la folie ; ce qui suppose que la folie existe, qu'elle se distingue de la norme comme tout état pathologique, qu'on peut la nommer et éventuellement la décliner en différents sous-ensembles, et surtout la traiter. Si la folie devient indistincte de la norme, le psychiatre disparaît, à moins de se convertir en anti-psychiatre ou en psychanalyste. On comprend alors bien pourquoi les psychiatres ont tenu par principe à la ligne de partage entre folie et normalité. Par ailleurs, les psychiatres subissent aussi une sorte de ségrégation. Si les fous sont mis à part, les psychiatres aussi, leur spécialité n'étant pas scientifique, ou pas aussi scientifique que le reste de la médecine, et s'occupant de questions floues, à tonalité sociale.

Ces paramètres professionnels vont avoir une grande influence au tournant des années 1970, lors de la mise en place de l'équipe chargée par l'Association de psychiatrie américaine (APA) de réviser la classification des maladies mentales, notre fameux DSM, afin d'en élaborer la version 3. Dès le départ, plusieurs tendances ont vu le jour au sein de la *task force*. Une tendance antiségrégationniste, par exemple, avec le refus justifié de considérer l'homosexualité comme une pathologie mentale ; une tendance scientifique qui croyait ou misait sur la découverte imminente de marqueurs biologiques attestant de l'étiologie organique des principales maladies mentales ; et une tendance empiriste qui consistait à refuser les concepts psychopathologiques et psychanalytiques, car abstraits, spéculatifs et idéalistes, et à chercher une assise validée par la preuve. Toutes ces orientations ont convergé à l'insu des protagonistes pour aboutir à une classification qui, tendanciellement, doit inclure l'immense majorité de la population dans les rets de la maladie mentale, à la satisfaction des industries pharmaceutiques.

L'art de catégoriser nos comportements

Dans le but de rendre une classification plus fiable, il convenait de supprimer tout ce qui complique l'accord entre les praticiens, et donc tout ce qui peut apparaître comme subjectif. La meilleure méthode pour déterminer les pathologies consiste donc à s'en tenir le plus possible à une description sommaire de comportements immédiatement observables puis de les regrouper en « troubles ». Si les maladies mentales se résument à une association de comportements, sans relation avec l'histoire personnelle ou l'environnement, le critère de la normalité dépendra du seuil d'inclusion à partir duquel on considère qu'un comportement ou une association de comportements, par leur intensité, leur fréquence ou leur durée, sont de nature pathologique. Or, il s'est avéré que, de révisions en nouvelles éditions, le DSM a présenté une baisse tendancielle des seuils d'inclusion, une plus grande « flexibilité » des critères séparant le normal du pathologique.

La version 5, parue au printemps 2013, n'échappe pas à ce mouvement. Il est vrai qu'elle ne semble pas comporter a priori plus de troubles que la précédente, mais certains d'entre eux sont susceptibles d'inclure un nombre considérable de sujets, en particulier des enfants. L'ancien président de la *task force* du DSM-4, le professeur Allen Frances[6], a axé essentiellement son refus du DSM-5 sur l'idée qu'il devient urgent et absolument nécessaire dans le domaine de la santé mentale de « sauver la normalité ». En effet, cette dernière n'existe pratiquement plus dans le DSM. Par exemple, si quelqu'un continue d'être très

------

6. Frances (Allen), *Saving Normal : An Insider's Revolt Against Out-of-Control Psychiatric Diagnosis, DSM-5, Big Pharma, and the Medicalization of Ordinary Life*, New York, William Morrow/HarperCollins Publishers, 2013.

affligé au seizième jour d'un deuil, il est passible d'une prescription de psychotropes au nom d'un supposé risque évolutif du deuil vers la dépression sévère. Cette évolution est logique, car à s'en tenir à la seule dimension comportementale, il y a peu de différence entre un état de deuil et un état dépressif majeur. Nous savons aussi que le deuil normal peut évoluer vers le deuil pathologique ; mais à cela, il fallait classiquement plusieurs conditions, en particulier de durée ; faire disparaître cette durée ou la réduire à si peu me semble symptomatique de tout ce qu'on peut dénoncer à propos du DSM-5 : médicalisation des affects, surdiagnostic, surprescription, confusion entre principe de précaution et prévention véritable.

La mainmise médicamenteuse

Soit, mais on peut m'objecter deux arguments. Premièrement : Vous nous mettez en garde contre la peur d'être inclus à tort parmi les fous, de subir les effets secondaires de prescriptions inappropriées, de devenir dépendants de l'action de produits chimiques ou d'être contraints d'augmenter les doses pour obtenir les mêmes effets ; mais après tout, c'est un choix individuel, nous ne sommes pas obligés de consommer ces médicaments, nous pouvons refuser les prescriptions, tout cela est laissé à l'appréciation de chacun dans une société libérale, comme le fait de fumer ou de boire excessivement. Deuxièmement : Vous parlez de normalité, voire de préserver la normalité, mais êtes-vous si sûr de savoir ce qu'est la normalité, où commence le pathologique et où s'arrête le normal en psychiatrie ? Nous avons tous en tête des « fous » qui se considèrent comme des gens normaux, des gens qui ont tous les signes apparents de la normalité et qui sont en réalité « fous », sans parler de ces précurseurs qui ont été considérés comme des fous par leur époque avant d'être reconnus ultérieurement comme des génies.

À la première objection, je répondrais par un chiffre qui vient selon moi ruiner l'idée de la toute-puissance de la liberté pour contrecarrer les effets nocifs du DSM. On pourrait s'attendre à ce que cette liberté éclairée, qui se doit de produire ce qu'on appelle en droit un consentement éclairé, s'exerce dans un domaine aussi sensible que la responsabilité parentale, et que les parents regardent à deux, voire à trois fois avant d'accepter que leur progéniture, dont le cerveau est en plein développement, ingurgite des substances chimiques dont les effets à long terme sont encore méconnus. Or, par exemple, la prescription de Ritaline[7] a été multipliée par quatre dans les dix dernières années en France.

La liberté de choix est absolument à préserver, mais elle ne peut s'exercer que dans un cadre d'information et de communication honnête et de diversité d'options comparatives. Malheureusement, ce n'est pas le cas en psychiatrie pour de multiples raisons dont la mainmise des laboratoires pharmaceutiques sur une bonne partie de l'information médicale et la formation post-universitaire. Ils sont en quelque sorte juge et partie. Certaines

---

7. La Ritaline est un psychostimulant prescrit dans les cas de trouble déficitaire de l'attention avec hyperactivité dès l'âge de 6 ans.

enquêtes les accusent même de fausser les études ou de dissimuler les résultats qui vont à l'encontre de leurs visées industrielle et commerciale.

En conclusion, le DSM, en multipliant les pathologies, en en abaissant les seuils d'inclusion, en se fixant presque exclusivement sur les comportements, en ne s'en tenant qu'à une clinique de l'observation et du regard, et non de l'écoute, en refusant le contexte et l'histoire du sujet ainsi que les différentes dimensions ou structures, n'a pas mis fin à la peur ancestrale de la folie ni fait avancer d'un pouce la délicate question de la ségrégation des fous, mais a mis au point une fabrique de nouveaux fous. De faux fous, mais qui subissent pour certains la stigmatisation avec parfois des bénéfices secondaires, comme de modiques allocations de handicapés.

Je me propose, dans le prochain chapitre, de tenter de répondre à la seconde objection, concernant la normalité, car elle constitue un des préalables et un des critères pour juger de la validité d'une classification des maladies mentales. De plus, on ne peut pas décemment dénoncer le DSM comme fabrique de fous si l'on ne possède pas au préalable quelques critères pour différencier le normal du pathologique en psychiatrie. Alors, peut-on répondre à la question : qui est fou et qui ne l'est pas ?

2. Qui est fou, qui ne l'est pas ?

La question de la norme dans le champ de la psychiatrie – que l'on appelle maintenant la santé mentale – n'a jamais reçu de réponse satisfaisante du fait de sa complexité, et surtout parce que chaque individu est unique dans sa manière d'être humain, dans ses émotions, ses pensées, son humeur, sa personnalité, mais aussi dans sa réaction aux médicaments et tout particulièrement aux psychotropes. De cela, chacun peut en faire le constat de façon immédiate et triviale : par exemple, la même dose de caféine n'aura pas le même effet sur deux individus, l'un s'endormira sans mal, l'autre souffrira d'une insomnie.

Plus qu'ailleurs en médecine, la norme en psychiatrie est aussi bien difficile à définir car certaines syndromes psychiatriques comportent à l'évidence une dimension culturelle qui a pour conséquence qu'ils sont présents dans certaines cultures et pas dans d'autres, ou présents sous une forme différente.

Le psychisme est-il transculturel et universel ?

Le DSM, qui se veut de portée universelle avec ses descriptions les plus objectivables possibles, a accentué en fait les difficultés à définir une norme. Comme il s'intéresse plus particulièrement aux comportements, il se trouve très précisément confronté au fait que la norme en matière de comportement varie à des degrés divers selon la culture. Par exemple, la phobie sociale que décrit le DSM est quasiment inexistante au Japon, car la norme en matière de comportement social reviendrait pratiquement à se conduire, dans ce pays, comme un phobique social aux États-Unis. Ce constat, qui pourrait alimenter un certain relativisme culturel, a divisé la communauté psychiatrique entre certains ethno-psychiatres qui pensent que les « phénotypes » des maladies mentales, c'est-à-dire la manière dont ces maladies se présentent à l'observateur, sont dépendants de la culture et de la langue d'expression, et certains théoriciens de la psychiatrie transculturelle qui affirment à propos des principales maladies mentales qu'au-delà des variations culturelles il existe des invariants repérables dans toutes les cultures.

Par exemple, un « déprimé » étiqueté comme tel par le DSM en France ne le sera pas nécessairement en Iran, car la souffrance psychique dont témoigne la plainte dépressive s'exprimera autrement, avec par exemple, en France, l'importance des troubles du sommeil et, en Iran, l'importance des plaintes somatiques. Mais les psychiatres transculturels, tout en reconnaissant ces différences, estiment qu'il existe un noyau dur, un tronc commun de la dépression. Seule une partie de la forme d'expression, l'enveloppe, est modifiée. Seul le cadre formel de certains symptômes est sous la dépendance du contexte culturel et linguistique. On pourrait dire, selon la psychiatrie transculturelle, que les pathologies mentales se décrivent de différentes manières selon les cultures mais qu'il existerait une définition commune.

L'OMS a produit des études pour comparer les modes d'expression de la dépression selon les pays. Par exemple, sur cent patients étiquetés déprimés dans la Confédération helvétique, 70 % d'entre eux éprouvent un sentiment de culpabilité alors qu'ils ne sont que 38 % en Iran. Il en est de même pour les idées de suicide entre les déprimés canadiens et les déprimés japonais, la différence est très significative. S'agit-il de l'apparence, du masque de la dépression, ou ces variations mettent-elles en cause la validité même du concept de dépression ? Cette question est importante car s'il existe un noyau invariant à la dépression – et comme la dépression est une pathologie de l'humeur on est autorisé à penser qu'il existe une sorte de norme universelle pour l'humeur, qui fait la distinction entre ses variations « normales », comme la tristesse, et celles pathologiques qui se manifestent dans la dépression – on peut en conclure que la norme a une existence objective.

Deux garde-fous : la normativité et la névrose

En France, jusqu'aux années 1990, deux courants théoriques ont dominé la scène psychiatrique : l'organodynamisme d'Henri Ey et la psychanalyse. Ces deux corpus théoriques ont chacun leur conception de la normalité psychique ou mentale.

Pour l'organodynamisme d'Henri Ey, la norme n'est pas définie extérieurement au psychisme. Elle est inscrite dans ce qu'il appelle l'architectonie, autrement dit l'architecture ou la structuration du psychisme. La conséquence de cette place interne de la norme est que ce qui est normal relève de la causalité psychique et ce qui est pathologique, de la causalité organique. En termes plus simples, pour Henri Ey, quand une conduite, une émotion, une pensée... relève de la psychologie, on demeure dans les variations normales du psychisme. Il appelle cela les psychovariations. Quand ces mêmes pensées, émotions, affects dépassent un certain seuil, ils relèvent de modifications du cerveau, de l'organique. On constate qu'Henri Ey ne définit pas ce qui est normal ou la norme en psychiatrie, mais qu'il précise ce qui détermine la barrière entre le normal et le pathologique.

Cette théorie de l'organodynamisme a été dominante en France pendant des décennies, mais dès son origine elle a été contestée par la psychanalyse. Freud, loin de se désintéresser de la question de la norme, pensait que ses découvertes à propos des névroses, donc de la pathologie, pouvaient éclairer le fonctionnement psychique normal. La norme au sens statistique ne le concerne pas ; il emploie le mot « norme » par contraste avec un état pathologique : normal égale non paranoïaque, par exemple. La normalité peut concerner un caractère psychique donné ou spécifique, par exemple l'ambivalence, qui ne se présente pas de la même façon chez le névrosé obsessionnel et chez le sujet normal.

Chez Freud, il existe aussi des occurrences où la normalité est une notion idéale à atteindre, comme par exemple concilier des traits de caractère obsessionnel, érotique et narcissique. La norme peut aussi apparaître comme une fiction, le moi normal n'existant pas alors que le moi pathologique est une réalité. Très important enfin, pour Freud il existe dans tout état pathologique, même le plus grave, une part de normalité.

Freud a par ailleurs utilisé les catégories cliniques de la nosographie psychiatrique[8], en particulier *névrose* et *psychose.* Comment a-t-il conçu leur rapport à la normalité ? Le concept qui répond le mieux à cette question est le concept de normalité fonctionnelle. Le normal ne diffère du névrosé que par la fonctionnalité et non par des mécanismes ni des contenus psychiques, qui sont les mêmes. Le normal trouve à ses conflits psychiques une solution « plus élégante », comme on dit d'une démonstration mathématique, ou une solution plus stable, plus harmonieuse.

La psychose n'est pas dans la continuité de la normale pour la psychanalyse, sauf peut-être chez Mélanie Klein, comme je l'ai déjà dit. Mais la psychose a une fonction : le délire par exemple est qualifié par Freud de tentative de guérison. À la signification de la névrose s'oppose

---

8. La nosographie est la description des troubles et des maladies.

la fonction de la psychose. Cette idée de fonction de la psychose peut être mise en regard avec une notion originale de Georges Canguilhem, la notion de *normativité*.

La normativité représente la capacité de l'organisme à produire de nouvelles normes pour s'adapter aux exigences de la vie, de la même façon que la maladie est une option à la disposition de l'organisme pour s'adapter à de nouvelles normes de la vie biologique. On perçoit bien les paradoxes et la complexité des questions touchant à la norme en psychiatrie quand le déclenchement d'un délire peut être conçu comme un témoignage de la normativité dont fait preuve le psychisme d'un sujet ; dans le même temps, on ne peut ignorer que cette forme de normativité est anormale. De plus, la recherche de nouvelles normes de fonctionnement psychique, si elle est individuelle n'en est pas moins liée à la vie sociale. L'individu, et surtout sa vie psychique, est toujours en interaction avec les autres.

En conclusion de ce tour d'horizon des théories qui ont dominé la psychiatrie française au XXe siècle, on peut affirmer qu'elles avaient conservé l'idée de norme comme référence, et que le concept fondamental sur lequel elles reposaient était la névrose.

La fin de la névrose, le début des troubles ...

Le démantèlement de la névrose en plusieurs catégories par le DSM a été présenté comme une simplification ; mais en réalité il y a eu de multiples conséquences. Dire que la névrose ordinaire est la norme permet de mettre l'accent sur la dimension du conflit, laquelle est inhérente à la névrose. Vivre dans la normalité, c'est trouver les meilleures réponses aux conflits externes et internes qui sont présents dans la vie psychique. Dans cette optique, soigner c'est aider le patient névrosé à trouver les meilleures solutions, celles qui lui permettent de retrouver sa normativité, c'est-à-dire un meilleur équilibre symptomatique. Les signes de son malaise comme l'angoisse, les troubles de l'humeur, sont à respecter jusqu'à un certain degré car ils témoignent justement de sa recherche d'un nouvel équilibre. Ils sont les témoins de la « normativité en action ». Or, dans le DSM, pas de névrose, pas de conflit, pas de normativité. Il ne subsiste que des troubles à corriger, sans autre signification qu'un écart avec la norme établie par le consensus. La névrose, si elle était en continuité avec l'état de normalité au point de se confondre avec lui, était en discontinuité avec les psychoses. Dans le DSM, privé de repères structuraux, il n'y a pas d'indicateurs de discontinuité entre le normal et le pathologique, mais des indicateurs de type quantitatif pour inclure tel ou tel état dans un trouble. Dès lors, la normalité et la pathologie appartiennent au même spectre.

Par ailleurs, avec la disparition de la névrose, les troubles qui étaient regroupés dans cette catégorie sont autonomes et il se produit un effet de nivellement, trouble pour trouble. Si les structures comme névrose et psychose n'existent plus, quelle différence entre un trouble anxieux et un trouble délirant ? Ils désignent tous les deux, si ce n'est un fou, au moins un malade. Ainsi, on voit bien comment de façon presque mécanique l'efface-

2. Qui est fou, qui ne l'est pas ?

ment de la névrose, et donc de la dimension structurale, conduit à médicaliser la vie psychique.

On objecte parfois que la suppression de la névrose correspond à une évolution sociologique et anthropologique. On serait passé de l'homme du conflit névrotique de l'époque freudienne à l'homme biologique de l'époque post-moderne, qui ne souffrirait plus de conflits mais de déficits. La névrose et son sentiment de culpabilité auraient été remplacés par la dépression et ses troubles narcissiques. Il me semble que cette affirmation n'est pas une explication causale mais plutôt une explication après coup. Pour ma part, je retiendrais une autre hypothèse. Il me semble que la société libérale qui est la nôtre a changé le contexte du soin psychiatrique en faisant de la recherche du sens des symptômes psychiques dont se plaint le sujet une perte de temps. Il y a aussi un refus de l'exhaustivité, un positionnement sur la régulation des comportements, la correction des dysfonctionnements, l'affirmation de l'autonomie du sujet et le refus de l'aliénation dans le transfert, assimilé à une position de dépendance. Autrement dit, tout ce qui vient – sans exception – entraver cette sacro-sainte autonomie du sujet doit être corrigé. Le DSM permet un autodiagnostic et donne à l'usager une place d'expert qui peut discuter d'égal à égal avec le professionnel de santé mentale. Le DSM fabrique de nouveaux malades, de nouveaux fous, qui sont des experts sur leurs maladies !

Je vais évoquer, ou plutôt hasarder, une autre hypothèse pour tenter d'expliquer l'extension continue du champ de la pathologie mentale avec la réduction concomitante du champ de la normalité dans le DSM. Qu'est-ce qui contribue considérablement à provoquer des « troubles » dans les relations sociales, à rester rebelle à l'éducation, aux bonnes mœurs, aux conventions sociales ? Les pulsions sexuelles à l'évidence. Prenons l'exemple des rêves. Regardez le rêveur qui est seul, à l'abri de son sommeil, dont la conscience s'est relâchée et avec elle les exigences de la vie en société ; comment se présente-t-il ? Avec beaucoup de « troubles » : il est agressif, parfois violent, paniqué, toujours profondément égoïste, meurtrier ou incestueux à l'occasion, mégalomane, etc., car il ne contrôle plus ses pulsions. Cela me fait dire que bien des troubles dont parle le DSM sont en fait causés par les pulsions. Pourtant, il ne décrit que des troubles précis de la sexualité, éliminant le terme de perversions sexuelles remplacé par celui de *paraphilie*, plus aseptisé et politiquement correct. Si mon hypothèse est juste, la chasse aux troubles peut se révéler être dans certains cas une chasse aux pulsions. Comme les manifestations pulsionnelles accompagnent tous les aspects de la vie, si on veut atteindre le niveau « zéro manifestation pulsionnelle », il faut élargir le champ d'application de la notion de troubles et abaisser le seuil à partir duquel on décrète qu'il y a manifestation pulsionnelle. Les promoteurs du DSM n'ont évidemment pas comme objectif celui que je leur assigne, mais cela se passe à leur insu.

En conclusion, je dirais que quelles que soient les difficultés nombreuses pour déterminer qui est fou et qui ne l'est pas, qui souffre d'un trouble mental et qui n'en souffre pas, difficultés que j'ai essayé d'exposer, il

2. Qui est fou, qui ne l'est pas ?

convient de garder du bon sens. La timidité n'est pas une phobie sociale, l'agitation et les difficultés de concentration d'un enfant sont rarement un trouble déficitaire de l'attention avec hyperactivité, une tristesse ou un deuil même intenses ne sont pas un état dépressif majeur caractérisé, une crise d'adolescence n'est pas une pathologie, une gourmandise n'est pas une addiction, un abus isolé de substances n'est pas une conduite addictive, des crises de colère chez un jeune enfant ne sont pas l'entrée dans une maladie, etc. Si on ne garde pas cette ligne de partage, toute l'existence devient pathologie.

3. Vous avez dit hyperactif ?

J'ai été sensibilisé à la question épineuse du traitement chimique de l'hyperactivité de l'enfant il y a déjà de nombreuses années, quand des parents en conflit ouvert avec leur fils de 6 ans étaient venus me consulter. J'avais fait le diagnostic d'un état névrotique chez l'enfant et de réactions motrices et impulsives non sans rapport avec les angoisses des parents. La prise en charge se déroulait bien, l'agitation de l'enfant se résorbait et les parents manifestaient, tout au moins en apparence, un degré remarquable de coopération. Jusqu'au moment où une émission de télévision grand public, que je n'ai pas vue, a expliqué, semble-t-il, d'après ce que les parents ont retenu, qu'il existait dorénavant un remède approprié à certains syndromes d'agitation des enfants que les pédopsychiatres français se refusaient par dogmatisme psychanalytique à prescrire. L'impact de cette émission sur les parents de l'enfant que je suivais a été très important. Ils ont arrêté la prise en charge et se sont adressés à un service hospitalier dans le but que soit prescrite à leur enfant la molécule en question. Ils n'ont pas tenu compte de mes avertissements : le risque que ce traitement entraîne un dommage cérébral était avéré. Par chance, la prescription a été un échec et ils sont revenus consulter.

Depuis cet événement, la prescription de Ritaline a augmenté d'une manière assez inquiétante. Pour tenter de comprendre les tenants et les aboutissants d'une telle « épidémie », voici un épisode clinique totalement inventé, mais toute ressemblance avec des situations réelles est vraisemblable.

Du DSM au pédospsychiatre : Le TDAH existe-t-il ?

C'est l'histoire d'une famille à laquelle tout le monde pourrait s'identifier. Le « héros » s'appelle Éric. Il a 6 ans, a toujours été turbulent d'après ses parents. Quand on leur demande des détails, ils expliquent qu'il ne reste pas facilement en place, interrompt souvent la conversation, cherche à capter l'attention des adultes, passe souvent d'une activité à une autre avec des gestes impulsifs, perd trop souvent son calme et, de leur point de vue, est devenu « insupportable » depuis quelque temps. Il n'y en a que pour lui, ils vont craquer car ils n'y arrivent plus : Éric ne réalise pas qu'il n'est pas tout seul, qu'il y a sa petite sœur, qu'elle aussi elle existe. Les parents d'Éric demandent de l'aide car ils sont inquiets. Le père craint de devenir violent, il sent monter en lui des impulsions de frapper son fils. Il en éprouve un sentiment de culpabilité. Les choses se sont aggravées depuis qu'ils ont été convoqués à l'école par la maîtresse d'Éric, Mme B... Elle leur a décrit le comportement du garçon en classe : il n'écoute pas, il est distrait, il ne finit pas les tâches, sauf ce qui l'intéresse, il fait des fautes d'étourderie, il ne range pas ses affaires, elle a dû le changer de place car il chahutait avec sa voisine. Un jour qu'elle le réprimandait, il a répondu « qu'il en avait assez d'être disputé, que c'était toujours de sa faute et qu'il allait se suicider ». Elle n'a pas voulu attacher trop d'importance aux propos d'Éric pour ne pas dramatiser, mais elle a expliqué à ses parents que s'il persistait dans son comportement, il ne saurait pas lire à la fin de l'année scolaire, et elle les a alertés sur les risques d'un mauvais départ dans la scolarité. Mais si elle a souhaité rencontrer ses parents, c'est surtout en raison d'un incident particulier : lors d'une sortie, Éric semble avoir suscité par son comportement provocateur un moment de distraction chez les accompagnateurs adultes, entraînant un défaut de surveillance et la perte de vue de certains enfants pendant un temps suffisamment long pour induire un état de panique chez la maîtresse responsable de la sortie. Après cet épisode, elle a perçu une exacerbation importante des troubles d'Éric et, à contrecœur, elle a pensé qu'il devenait dangereux pour le groupe, qu'il avait dépassé le seuil de tolérance et que son cas relevait de la pathologie. Pourtant, Éric avait été placé dans sa classe à dessein, car il avait déjà

3. Vous avez dit hyperactif ?

été « dépisté », ou plutôt repéré, en maternelle. Les enseignants s'étaient réunis pour parler de son cas et ils avaient pensé que cette institutrice était le plus à même de faire face à Éric, car Mme B... est réputée pour son calme, sa grande tolérance et sa flexibilité. Quand Mme B... a révélé à ses collègues qu'elle ne supportait plus le comportement d'Éric, l'image de l'enfant a changé dans la tête des instituteurs et du directeur : « Si même Mme B... ne peut plus rien faire avec Éric, c'est qu'il est vraiment malade. »

De cet entretien avec Mme B..., les parents d'Éric sont ressortis angoissés malgré les précautions que la maîtresse d'Éric a prises pour « relativiser » la situation. Ils ont regardé tous les éléments qui sont des indicateurs négatifs pour l'avenir scolaire d'Éric, en particulier les statistiques que l'on peut consulter sur Internet, qui « démontrent » qu'un échec au cours préparatoire est bien souvent de mauvais pronostic.

La maîtresse a conseillé une consultation chez un psychologue ou dans un centre médico-psycho-pédagogique (CMPP) et leur a parlé de la Ritaline, tout en se défendant de poser une indication à la place du pédopsychiatre. Elle a fait son travail, elle a parlé aux parents dès le démarrage de la scolarité « sérieuse », elle ne les a ni accusés ni même impliqués dans les troubles d'Éric. Elle s'est contentée d'essayer de prévenir une évolution dangereuse à ses yeux. Les parents d'Éric, de leur côté, se sont renseignés sur la Ritaline et ils sont plutôt dubitatifs, voire contre cette prescription. Mais si le pédopsychiatre la considère indiquée, ils pourraient changer d'avis.

Face à une situation comme celle d'Éric et ses parents, on peut imaginer plusieurs suites possibles. Je vais pour ma part en imaginer trois différentes.

Tout d'abord, la version la plus plausible de nos jours : le père d'Éric parle des difficultés de son fils au grand-père d'Éric, qui est médecin rhumatologue et qui lui conseille de consulter un professeur de pédopsychiatrie qui ne soit pas psychanalyste. En effet, il pense au vu de ce qu'il sait et de ce qu'il entend de la bouche du père d'Éric que son petit-fils est atteint d'un trouble déficitaire de l'attention avec hyperkinésie (TDAH), que ce syndrome est relié à un dysfonctionnement cérébral qui ne peut en aucun cas s'arranger par la psychanalyse, et qu'il faut traiter avec de la Ritaline. Il a lu dans une revue médicale que ce trouble était de plus en plus fréquent, que maintenant on savait le dépister. Il lui déconseille de consulter dans le CMPP le plus proche de son domicile car il sait qu'un temps précieux va être perdu, qu'on va poser aux parents d'Éric des tas de questions indiscrètes et sans rapport avec le trouble de l'enfant. Les parents d'Éric suivent ce conseil « éclairé » et vont donc consulter avec leur fils dans un service « de pointe » à l'hôpital. Éric subit une batterie de tests, les parents sont interrogés consciencieusement, mais uniquement sur l'histoire médicale d'Éric : la façon dont s'est passée la grossesse, les infections intercurrentes, les antécédents familiaux et le comportement d'Éric. Aucune question précise sur l'interaction entre Éric et ses parents, si ce n'est des questions formelles auxquelles il faut répondre par oui ou par non. On leur propose un rendez-vous dans un mois avec une

3. Vous avez dit hyperactif ?

éventuelle période d'hospitalisation de jour pour peaufiner le diagnostic et décider de la conduite à tenir. Les parents sont satisfaits, rassurés par le contexte sérieux de haute technicité scientifique. Ils font confiance à des professionnels en blouse blanche.

Curieusement, pendant les quinze jours qui suivent la consultation, Éric est beaucoup plus calme, la maîtresse l'a remarqué elle aussi. L'amélioration du comportement d'Éric aurait presque comme conséquence d'inciter les parents à renoncer à toute démarche thérapeutique, mais ils n'osent pas prendre ce risque et se sentent engagés vis-à-vis de l'hôpital. Lorsqu'ils y retournent, ils vont recevoir un diagnostic et un traitement après une nouvelle série d'examens. Le diagnostic est celui que le grand-père avait imaginé : trouble du déficit attentionnel avec hyperkinésie. Le traitement, c'est la Ritaline, cinq jours par semaine et seulement pendant les périodes scolaires. On les informe des éventuels effets secondaires, et après deux rendez-vous consacrés à l'ajustement des doses de Ritaline – car Éric éprouvait de l'insomnie, un effet indésirable connu en début de traitement –, il est prévu une nouvelle consultation dans un délai de six mois. Les parents d'Éric sont de nouveau allés sur Internet et ont constaté qu'ils n'étaient pas seuls à avoir ce genre de difficulté. Ils participent à des forums, échangent sur la conduite à adopter. Mais Éric a une étiquette : il est porteur d'une maladie mentale, ou tout au moins d'un syndrome qui le handicape, et les parents, en dehors des forums, ne se sentent pas vraiment soutenus, en particulier par l'équipe soignante, les rendez-vous étant en pointillé.

Maintenant, quittons un instant le monde de la fiction pour réfléchir aux conséquences possibles de cet abord médicalisé et à visée scientifique des problèmes d'Éric. A priori, tout a été fait selon la bonne méthode médicale : exploration, évaluation, diagnostic et traitement. Mais en réalité, je vais expliquer pourquoi cette démarche médicale s'apparente à du semblant. Éric va recevoir une molécule à l'âge de 6 ans ; cette molécule est un dérivé amphétaminique susceptible d'entraîner un retard de croissance, des troubles cardiaques, et dont les effets à long terme ne sont pas clairement établis. Il convient donc au moins de se demander si Éric est vraiment malade, ou malade au point de recevoir ce traitement qui n'est pas anodin.

En premier lieu, selon le DSM-4, Éric présente des signes qui sont classables dans la catégorie TDAH, mais aussi dans d'autres catégories comme la dépression, voire le trouble oppositionnel avec provocation. Il ne rentre pas à coup sûr dans une catégorie, ce qui est fréquent chez les enfants de cet âge qui présentent ce type de troubles. On parle de comorbidité, c'est-à-dire le fait de présenter plusieurs troubles à la fois. Mais cela ne dissipe pas la confusion, bien au contraire. Nous sommes, avec le cas d'Éric, en face de la question majeure que pose le TDAH : s'agit-il d'un syndrome ayant une validité ou s'agit-il d'un regroupement de signes et de comportements laissés à l'appréciation subjective de l'observateur clinicien ou de l'entourage de l'enfant ?

Ma réponse est claire : sous la forme décrite dans le DSM-4, le TDAH est une chimère aux contours flous englobant des enfants vraiment hyperactifs, connus de

3. Vous avez dit hyperactif ?

longue date par la psychiatrie, et des enfants dont la motricité et l'attention ne dépassent pas, ou à peine, les variations de la normale, sans parler des changements dus à des réactions face à des événements de la vie qui peuvent se pérenniser dans l'interaction avec les adultes. Le TDAH du DSM est une « maladie imaginaire » qui a eu comme conséquence l'explosion de la prescription de Ritaline. Celle-ci a ainsi triplé en France entre 2000 et 2005[9]. Les défenseurs du TDAH version DSM opposent des études montrant que les enfants TDAH ont plus de risques que les autres de devenir délinquants et de présenter des addictions à des substances psychoactives. Il me semble quelque peu paradoxal de prétendre lutter contre les futures addictions en administrant pour une période indéterminée à un enfant un dérivé amphétaminique répertorié comme stupéfiant.

Il n'est pas question de considérer que le TDAH a été créé uniquement pour commercialiser la Ritaline, encore qu'il existe des convergences et des conflits d'intérêts entre psychiatres, laboratoires pharmaceutiques et quelques autres. Mais du simple fait qu'il se trouve dans la classification, il prend une consistance, il devient une vraie maladie. Il existe et se produit alors un effet d'entraînement qui pousse à son dépistage, qui en retour valide sa réalité.

Mais si Éric ne reçoit pas une prescription de Ritaline, que convient-il de faire pour apaiser la situation ?

---

9. Prieur (Cécile), « Des enfants sages sur ordonnance », *Le Monde*, 23 novembre 2005.

Voici la deuxième version de cette histoire fictive. Les parents d'Éric vont consulter au CMPP où ils sont reçus par un psychologue clinicien psychanalyste. Dans un premier moment, l'entretien se déroule en présence d'Éric et de ses deux parents. Éric est ensuite reçu seul et, enfin, c'est au tour des parents d'être vus sans leur fils. Il se dégage alors quelques lignes de force : Éric n'a pas supporté du tout la naissance de sa petite sœur ; il a appris que ses parents, avant sa naissance, avaient « perdu » un bébé de mort subite, et les signifiants « perdu », « perdre », « perte » reviennent souvent dans les propos des parents et dans l'histoire récente d'Éric. Par exemple, Éric a surréagi quand il s'est senti accusé par la maîtresse d'avoir provoqué par son comportement la « perte » de vue de certains enfants du groupe lors de la fameuse sortie. Éric parle de ses cauchemars dans lesquels il est perdu en forêt, etc.

Éric accepte de revenir en consultation à condition que ses parents reviennent aussi. Il va se voir proposer des entretiens avec le psychologue et la participation à un groupe, animé par une autre psychologue en compagnie d'une psychomotricienne. Grâce à un atelier de collage, Éric va expérimenter sa capacité à rêver et agir seul en présence de l'autre. Le psychologue qui suit Éric reçoit aussi les parents à intervalles réguliers. À l'issue de plusieurs consultations, les parents d'Éric ne reçoivent pas de diagnostic de la part du CMPP. Ils ne savent pas précisément ce qui se passe lors des entretiens, ni lors des séances d'atelier. Ils ont compris qu'Éric souffrait d'un « défaut dans la possibilité d'utiliser l'imaginaire, ce qui entrave sa capacité à penser », mais ça ne leur évoque rien du tout. On leur a simplement dit qu'Éric se sentait à part dans sa classe, qu'il avait été diabolisé par l'école. Mais depuis qu'Éric est suivi, la maîtresse se sent rassurée. « L'équipe » avait informé l'établissement scolaire qu'Éric n'était pas fou, qu'il réagissait excessivement mais que la parole, la contenance et la médiation du collage allaient l'aider. Les parents d'Éric se sentent soutenus, mais l'absence de diagnostic, de repères compréhensibles, les désoriente quelque peu. Si les choses ne s'arrangent pas, ils risquent de perdre patience.

Dans les deux versions de mon histoire, je peux envisager une suite favorable ou une suite défavorable. Mais je préfère imaginer une troisième version dans laquelle Éric est reçu par un pédopsychiatre, ou un psychologue clinicien, qui va évaluer selon des critères cliniques, et non ceux du DSM, la situation globale d'Éric : l'interaction de ses troubles avec les parents, son histoire. Il va écouter Éric et pas seulement l'observer avec neutralité. Il va expliquer aux parents que si l'apaisement ne vient pas rapidement, il faudra envisager une aide médicamenteuse, mais que la Ritaline n'a pas pour effet de guérir, seulement d'éviter que se fixent des comportements qui conduisent à des handicaps, en particulier le retard dans les apprentissages. Il ajoutera que la Ritaline ne suffit pas, qu'il faut impérativement une autre prise en charge thérapeutique de l'enfant ainsi qu'un soutien aux parents – que l'on appelle parfois la guidance – car le trouble d'Éric est aussi relationnel, et on n'en connaît pas l'étiologie.

Le pédopsychiatre ou psychologue a pris des précautions en parlant de recours au médicament, mais sa formation en psychopathologie et son expérience clinique lui permettent de repérer chez Éric un grand nombre de mécanismes de défense qui s'apparentent à la névrose. Ses entretiens approfondis avec les parents réussissent à mettre en lumière la place particulière et très conflictuelle qu'occupe Éric dans leur histoire de couple, leurs projections sur Éric entretenant à leur insu la situation. Éric échappera à la prescription inutile de Ritaline, à la stigmatisation du diagnostic psychiatrique. Son apaisement ne sera pas la conséquence d'une action chimique sur le cerveau, mais l'effet de modifications dans l'économie psychique de la famille, et en sera d'autant plus stable. Les parents auront l'occasion d'exprimer leur sentiment de culpabilité à l'égard d'Éric, mais ils ne seront en aucun cas culpabilisés. Leur implication dans les problèmes de leur fils est rapportée à leur place d'éducateurs responsables de leur enfant.

Comment inventer un trouble à partir de symptômes

Voilà pour nos trois scénarios, qui me semblent recouper bien des histoires réellement vécues par des familles. Que peut-on dire en partant de cet exemple qui permette au lecteur de mieux comprendre les enjeux de santé ? À propos du TDAH, le DSM conduit immanquablement celui qui l'utilise comme instrument diagnostique à surdiagnostiquer ou à mal diagnostiquer, car il prend comme idée implicite non prouvée que le trouble est lié à une lésion cérébrale mineure ou à un dysfonctionnement cérébral, comme s'il s'agissait de

3. Vous avez dit hyperactif ?

quelque chose d'objectif ou d'objectivable. Or il n'en est rien. Le TDAH est un regroupement de symptômes qui ont en commun d'être sensibles à certains médicaments et que le DSM a constitué en un trouble qui se manifeste en grande partie dans l'interaction sociale. Sa répercussion « fonctionnelle » dépend de l'environnement, de son niveau de tolérance, de ses réponses ; il en résulte que les critères d'inclusion dans le TDAH ne sont pas objectifs. Il faut presque renverser les termes de l'observation et oser dire que, dans certains cas, le trouble dont il s'agit est le trouble que l'enfant cause à son environnement, d'où l'idée maîtresse que ce trouble est à corriger dans les meilleurs délais. Or, le trouble que cause un enfant est une notion très vague, de maniement délicat, et qui dépend de multiples facteurs, en particulier des facteurs sociaux. Un enfant anxieux ayant tendance à réagir répétitivement par de l'agitation à certaines situations ou à un certain contexte aura beaucoup plus de risques d'être catalogué TDAH par un praticien moyen s'appuyant sur le DSM s'il est issu d'un milieu défavorisé, avec des incohérences éducatives et un logement exigu, que s'il appartient à un milieu social aisé, avec des conditions de logement confortables. Nous sommes bien loin de l'objectivité scientifique.

La « vieille » clinique psychiatrique essayait de faire la distinction schématiquement entre l'hyperkinésie relevant d'une pathologie grave, la vraie hyperkinésie, et les comportements, les réactions d'agitation dans un contexte névrotique. Avec ce cadre de pensée, ne relèvent de la prescription de Ritaline que les enfants vraiment hyperkinétiques, ou ceux pour lesquels un apaisement ne peut être obtenu par aucun autre moyen, en particulier éducatif et psychothérapique (psychothérapie dynamique, comportementaliste ou psychodrame). Au-delà d'une différence d'approche entre la clinique et le DSM, il existe une différence épistémologique qui peut s'énoncer ainsi : l'agitation, les fluctuations de la concentration, l'impulsivité chez un enfant au-delà d'un certain seuil sont-ils seulement des troubles à corriger ou à éradiquer comme un mal de dents, ou sont-ils aussi des symptômes porteurs d'une signification ? Pourquoi la Ritaline a-t-elle autant de succès au point d'être, comme je l'ai dit, considérée comme un médicament miracle bien qu'elle ne soit pas curative ?

Le risque de la déresponsabilisation

La Ritaline permet d'obtenir une sédation rapide du trouble et autorise l'idée que les parents ne sont pas responsables, ce qui est vrai ; mais ils sont tout de même en position de responsabilité en tant que parents. Donner de la Ritaline à un enfant névrosé avec des troubles s'apparentant à un TDAH peut s'avérer un miracle pour les parents qui ont tendance à démissionner. Mais la sédation du trouble sans élaboration psychique de leur part risque de les conforter dans leur attitude de démission, le principe de plaisir qui règle notre fonctionnement psychique consistant à vouloir obtenir l'apaisement des tensions au moindre coût. Ce ne sont pas seulement les laboratoires pharmaceutiques qui poussent indirectement à l'inflation du diagnostic de TDAH, mais aussi

3. Vous avez dit hyperactif ?

l'évolution de la société, comme on dit, avec l'extension de l'application du principe de plaisir dans tous les lieux où vivent les enfants, famille, école, institutions diverses. Or, le TDAH fait échec à ce principe de plaisir, d'où le rejet de ces enfants, leur diabolisation, comme dans l'exemple d'Éric. L'approche traditionnelle n'était pas sans inconvénient, en particulier celui d'accréditer à tort l'idée d'une culpabilité des parents ou de laisser évoluer parfois trop longtemps la situation perturbante, dans l'attente d'un apaisement espéré, ou d'une modification de l'économie psychique familiale dont l'agitation révélait la nature pathologique.

En conclusion, sur le TDAH et le DSM, je dirais que les risques majeurs sont avant tout l'inflation du diagnostic, la prescription imprudente et extensive en raison d'une tendance politique de plus en plus affirmée dans la psychiatrie à corriger les comportements sans prendre le temps de s'arrêter sur la signification toujours singulière pour chaque enfant de ces comportements. Par ailleurs, nous savons que l'éducation des enfants est problématique, que les enseignants sont souvent confrontés à des situations difficiles, et que dans nombre de cas diagnostiqués TDAH, il ne s'agit pas d'autre chose que de l'abaissement du seuil de tolérance des adultes, des carences éducatives et des problèmes sociaux, si bien qu'on peut s'interroger : la Ritaline est-elle le nouvel opium du « peuple parental » ?

4. La dépression pour tous

La dépression, qu'on qualifie dans le langage courant de dépression nerveuse, est une maladie relativement neuve, qui existe depuis un peu plus d'un demi-siècle seulement. Certes la mélancolie a été décrite et étudiée depuis le fond des âges, elle a donné lieu à de magnifiques représentations picturales de Dürer ou Munch, pour ne citer que les plus célèbres, mais le concept de dépression, concept médical, est, lui, récent.

La dépression représente un exemple typique de ce que j'ai appelé la fabrique des fous. Elle est paradigmatique de la tendance à l'inflation diagnostique et elle concentre un grand nombre de facteurs qui ont fait évoluer la psychiatrie vers une médicalisation à outrance.

La dépression apparaît comme une sorte de voie finale commune entre les réactions normales aux accidents de la vie, d'une part, comme les deuils, les ruptures, les échecs, les maladies, le harcèlement au travail, etc. – ce qu'on appelle la dimension tragique de l'existence – et, d'autre part, comme les vraies pathologies de l'humeur, les authentiques syndromes dépressifs. La confusion entre ces phénomènes, qui ne devraient pas être subsumés sous une même catégorie, atteint un sommet avec le DSM-5, notamment avec l'exemple du deuil déjà donné précédemment.

Une pathologie construite à partir des médicaments ?

La psychiatrie a construit la dépression en état pathologique essentiellement sous l'impact des anti-dépresseurs, qui se sont révélés efficaces et, par là même, ont redessiné les contours des syndromes. Par exemple, la distinction classique endogène (dépressions psychotiques, unipolaires ou bipolaires) et exogène (dépressions symptomatiques comme la névrose ou la psychose) a disparu du DSM. Toutes les dépressions sont désormais sur le même plan et automatiquement soignées par des antidépresseurs. Pourtant, l'ancienne catégorie de dépression exogène, qui contient ce qu'on appelle aussi la dépressionnévrotique, n'est pas devenue invalide – au point que certains recommandent son retour au sein du DSM –, et, surtout, elle constitue l'immense majorité des dépressions vues par le médecin généraliste. Ce fait a poussé les autorités sanitaires à faire des campagnes d'information, avec l'aide parfois des laboratoires pharmaceutiques, auprès des généralistes, qui ne savaient dépister que 20 % des états dépressifs. De ce point de vue, le DSM fournit une aide considérable en servant de modèle à des entretiens formalisés permettant des diagnostics rapides grâce auxquels on recrute de nouveaux déprimés à qui l'on va prescrire des antidépresseurs. C'est, pour les laboratoires, un élargissement du marché, et, pour les patients, une aide qui atténue leurs symptômes et leur permet de les associer à une maladie et non à des conflits psychiques. Cela peut aller dans le sens de la déculpabilisation mais aussi de la déresponsabilisation.

Avec l'amélioration de l'efficacité des antidépresseurs, leur maniement simplifié a permis une augmentation de leur prescription. L'ensemble (ou presque) des dépressifs a été englobé dans la catégorie fourre-tout des bipolaires, catégorie entièrement liée aux médicaments. Or, nous sommes tous bipolaires. Par exemple, notre humeur varie au cours de la journée : on peut se sentir un peu triste le matin, puis plus gai au cours de la journée jusqu'à ce qu'une contrariété vienne assombrir nos pensées, et enfin, le soir, être de nouveau de bonne humeur et même un peu exalté. Le même cycle avec quelques modifications va se reproduire les jours suivants. Pour peu que l'humeur s'accentue dans un sens ou dans l'autre, nous entrons dans le champ de la pathologie. Il y aurait un cycle de l'humeur comme il y a un cycle veille/sommeil, un cycle biologique dont il convient de corriger les perturbations désignées comme des troubles par des médicaments antidépresseurs ou régulateurs de l'humeur. Mais ce prétendu cycle biologique n'a reçu jusqu'à présent aucun commencement de preuve scientifique, aucune validation par la science ; mais il parle à « l'imaginaire scientifique », il est une construction satisfaisante pour l'esprit et c'est un argument de rhétorique médico-commercial.

Dans les années 1950 et 1960, l'image de la dépression a été reliée aux stars, aux vedettes dont les tentatives de suicide défrayaient la chronique. Mais avec le développement et la diffusion des antidépresseurs, elle s'est « démocratisée ». La dépression continue d'intéresser les professionnels des médias, ceux qui « font l'opinion ». Elle fait régulièrement la une de certains magazines où l'on met en garde contre la dépression masquée, la dépression latente ou la dépression méconnue. Attention à ceux donc qui sont déprimés mais qui le dénient, le refusent ou l'ignorent : c'est dangereux et on en appelle à l'entourage car le refus d'admettre la maladie ou le manque d'énergie pour décider de se soigner font partie de la pathologie. Tout un chacun peut tomber dans la dépression, le risque est généralisé du fait des conditions de vie, et on conseille dès les premiers signes, comme l'insomnie, un sentiment de vide, une lassitude morale, d'aller consulter un médecin. Ce que le public ignore, c'est que cette « maladie » est entièrement construite sous l'influence des médicaments antidépresseurs, ce qui me fait dire que si au départ la psychiatrie biologique a construit la dépression, la dépression contribue à construire en retour la psychiatrie biologique. Elle lui sert de parangon, elle est son emblème.

Nous sommes confrontés à une épidémie de dépression dans toutes les sociétés occidentales. En France, le nombre de cas de dépression a été multiplié par huit de 1970 à 2010. Les enfants sont aussi concernés par la dépression. Jusqu'à présent, ils ont échappé à la prescription d'antidépresseurs, car la plupart de ces produits n'ont pas obtenu l'autorisation de mise sur le marché (AMM) pour les personnes de moins de 16 ans, tout au moins en France. L'OMS considère la lutte contre la dépression comme une des principales causes de santé publique à l'échelle mondiale et cette épidémie serait la marque de la réussite de la psychiatrie biologique, dite « scientifique », qui a pris le pas sur les anciennes doctrines aujourd'hui dépassées, en premier lieu la psychanalyse, qui repose sur l'idée de conflit, laquelle serait, selon Ehrenberg, remplacée par la « fatigue d'être soi ».

La dépression repose-t-elle sur des bases scientifiques ?

On peut dire qu'à l'heure actuelle la psychiatrie biologique a totalement échoué dans sa tentative de fonder scientifiquement la psychiatrie. Le diagnostic psychiatrique reste intégralement clinique, et l'étiologie des maladies mentales, en attente d'explication. Dans le même temps, il existe un dynamisme incroyable de l'industrie pharmaceutique, avec très régulièrement la mise sur le marché de nouveaux psychotropes alors même qu'il n'y a pas de marqueurs biologiques pour ces différents troubles. Habituellement, la recherche de l'efficacité d'un nouveau médicament sur une maladie se fait à travers plusieurs phases d'essais cliniques, dont la première s'effectue sur des cellules, des tissus ou sur l'animal. En général il existe un témoin fiable correspondant à la maladie, par exemple un virus ou une bactérie. Si on veut tester un médicament, on injecte l'agent causal, dit « témoin fiable », à l'animal, dans le but d'évaluer l'efficacité du médicament. Dans le champ des maladies mentales, il n'existe pas de témoin fiable puisque l'étiologie est inconnue. On teste néanmoins les nouveaux médicaments sur des animaux ; il n'est pas question de rendre déprimée une souris, mais de tenter de reproduire et de comparer les effets induits par le médicament avec les effets produits par les antidépresseurs chez l'homme. Méthode empirique de la pharmaco-induction, mais très fructueuse du point de vue de la recherche médicamenteuse, d'où un véritable envahissement du marché par de nouvelles molécules.

On assiste ainsi à une confusion adroitement entretenue entre le dynamisme de la recherche, qui est soutenu, et ses avancées scientifiques réelles qui sont inexistantes ou presque. Cette façon de procéder, particulière à la recherche pharmacologique psychiatrique, permet de détailler un par un les comportements et une par une les émotions sur lesquels les produits agissent. Il en résulte un intérêt exclusif pour une psychiatrie du comportement observable, des émotions immédiates et purement conscientes. C'est précisément ce qu'offre le DSM, avec deux conséquences : une synergie entre la recherche pharmacologique et l'évolution des catégories nosographiques du DSM et une pathologisation toujours croissante des émotions et des comportements pour répondre au champ d'action élargi des psychotropes. Nul besoin d'évoquer les conflits d'intérêts ou un quelconque complot : un simple effet d'entraînement suffit à expliquer cette synergie.

Il y a aussi une autre explication à cette concordance entre le DSM et l'industrie pharmaceutique ; c'est ce que Lacan aurait peut-être appelé « le pousse-à-la-science[10] », c'est-à-dire l'illusion d'une compréhension scientifique des mécanismes de la dépression chez l'homme, puisque les antidépresseurs agissent et que l'on peut repérer avec de plus en plus de précision leur mode d'action sur les neuromédiateurs. Le désir ardent de considérer que l'on tient l'étiologie de la dépression, ou même qu'elle est à portée de main, a poussé les psychiatres dans les impasses du réductionnisme et dans les errements naturalistes. À la psychiatrie sans cerveau des psychanalystes, on a substitué une psychiatrie sans psychisme, une psychiatrie du « corps mental » selon l'heureuse expression de Pignarre.

Pour une prescription raisonnée des antidépresseurs

Mais cette évolution de la psychiatrie a suscité aussi beaucoup de résistances. De plus en plus de voix aux États-Unis et en Europe s'élèvent contre la banalisation et la généralisation de la prescription d'antidépresseurs, qui ne sont pas des médicaments anodins (ils ont par exemple des conséquences cardio-vasculaires). Je cite en

---

10. Explication que je dois au Dr Bernard Odier, responsable de la policlinique de l'Association de santé mentale du XIIIe arrondissement (ASM13).

tout premier lieu le professeur David Healy qui dénonce, preuves et études à l'appui, la nocivité de la mauvaise prescription d'antidépresseurs. Il est difficile, voire impossible, de mesurer le pourcentage de patients sous antidépresseurs qui sont traités à tort ou trop longtemps par ces produits, mais, d'après ma propre pratique, c'est une proportion non négligeable.

Il convient de revenir à une posture raisonnable. Tous ceux qui sont étiquetés dépressifs par les critères du DSM ou leurs équivalents ne sont pas tous malades et ceux qui sont malades ne sont pas tous à traiter avec des antidépresseurs. La capacité de se déprimer fait partie des mécanismes de défense du psychisme pour élaborer certaines situations, s'adapter à certains changements ; et, dans certains cas, le court-circuit qu'imposent les antidépresseurs en abrasant ce mécanisme de défense peut s'avérer dommageable. On pourrait prendre comme image approximative la comparaison avec la prescription abusive des anti-biotiques qui fragilise les défenses immunitaires. Certains ont trouvé un mot pour désigner cette positivité de la dépression, le professeur Pierre Fédida en particulier : c'est la *dépressivité*[11]. La dépressivité est animation, élan vital, alors que la dépression est du côté de l'inanimé. La dépressivité peut servir d'alternative car elle impose de parler avec le patient, de l'écouter pour évaluer à quel point son élan vital est atteint par la situation. Cette dépressivité va être le moteur de son redémarrage, de sa réanimation psychique

---

11. Fédida (Pierre), *Des bienfaits de la dépression. Éloge de la psychothérapie*, Paris, Odile Jacob, coll. « Poches Odile Jacob », 2003.

et de sa guérison. Cliniquement, les symptômes dépressifs peuvent être très intenses mais si la dépressivité est mobilisable, alors la prescription d'antidépresseurs sera inutile ou aura éventuellement un simple rôle d'accompagnement pour atténuer l'angoisse et l'inhibition afin de protéger un espace de parole : il s'agit pour le patient de parler de ce qui lui arrive, de replacer l'épisode qu'il traverse dans le contexte de sa vie, de lui donner une place ou une fonction.

La prescription intempestive, isolée et imprudente d'antidépresseurs affaiblit les possibilités de recours à la dépressivité, donnant parfois le sentiment d'être sorti de la dépression de façon artificielle, seulement grâce aux médicaments, et de n'avoir pas été écouté. Cela s'oppose sérieusement à l'image souvent diffusée dans les médias des psychotropes efficaces et des psycho-thérapies analytiques interminables. La meilleure façon d'espacer les épisodes dépressifs, voire de les prévenir, consiste à permettre au patient d'utiliser ses capacités psychiques.

Dans les troubles bipolaires véritables comme l'ancienne psychose maniaco-dépressive, le problème est différent. On prône alors de renforcer chez le patient ses aptitudes à dépister précocement les signes avant-coureurs d'une rechute, dans un but préventif. Cette attitude thérapeutique porte le nom contestable de psycho-éducation. Il est aussi important d'aider le patient à accepter cette « maladie » qui tombe sur lui.

En conclusion, je veux souligner que le travail du psychiatre devrait consister à refuser une réponse stéréotypée dans tous les cas, à considérer que les moments dépressifs que traverse le patient ne sont pas tous pathologiques, car certains phénomènes de crise, de moments critiques de l'existence, font partie de la normalité. On ne peut se contenter de repérer avec l'appui du DSM les symptômes de la dépression. Il faut aussi prendre en compte les faits d'observation psychopathologique qui, contrairement à ce que certains affirment, ne sont pas du domaine de la spéculation : une dépression n'aura pas les mêmes conséquences et ne produit pas les mêmes remaniements chez un névrosé et chez un psychotique. Dans le cas de la dépression, la psychiatrie, sous l'influence du DSM, est allée beaucoup trop loin dans la voie de « l'a-clinique ». Il en est résulté un surdiagnostic, une surprescription de psychotropes et une réorientation excessive vers une vocation sociale de réadaptation, de réinsertion et de surprotection qui finissent pas être nuisibles à terme à l'objectif qu'elle s'est fixé, à savoir la santé mentale du patient. Plus on « fabrique » de dépressifs, moins bien ils sont soignés.

Le retour à une certaine transversalité des notions (pharmacologie, psychopathologie) est souhaitable. La pluralité possible des approches de la dépression constitue une chance. Elle est nécessaire dans l'intérêt des patients et correspond mieux à l'objectif si difficile mais néanmoins accessible de concilier les complexités psychiques avec l'efficacité thérapeutique.

5. Le DSM nouveau est arrivé

Un événement s'est produit dans le monde de la psychiatrie : la publication de la version 5 du DSM. Extrayons-en quelques idées, aptes à illustrer ma thèse de la fabrique des fous.

Comment persuader quelqu'un qu'il souffre d'un trouble pathologique

J'imagine un individu qui a fêté son soixantième anniversaire il y a peu, qui ne souffre d'aucun anté-cédent psychiatrique, qui ne présente aucune maladie neurologique, qui ne prend aucun psychotrope ; s'il ne se souvient plus régulièrement de certains noms ou mots, s'il cherche plus souvent que par le passé ses affaires, ses clés par exemple, s'il est contraint de noter pour ne pas oublier mais qu'il garde toute sa tête, il aura à juste titre tendance à attribuer ses difficultés de mémoire à l'âge. Ses troubles sont mineurs et il se souvient que sa mère rencontrait les mêmes problèmes à son âge. Il ne lui vient pas à l'idée que ce qui arrive à sa mémoire est très différent de ce qui est arrivé à sa vue, il y a près de vingt ans, quand son ophtalmologiste lui a annoncé qu'il avait la presbytie de la quarantaine. Il a donc simplement le sentiment un peu douloureux que les années passent et qu'il faut s'en accommoder. Mais notre homme fait un rêve, ou plutôt un cauchemar, dans lequel figure sa tante, la sœur de son père morte il y a quelques années, qui avait un Alzheimer. Il se souvient du traumatisme qu'il avait eu lorsqu'un jour il lui avait rendu visite et qu'elle ne l'avait pas reconnu. Après ce rêve, un peu déstabilisé, il va consulter un psychiatre pour être rassuré. Si ce dernier se « tient à la pointe du progrès », qu'il est informé du contenu du DSM-5, alors notre homme va se retrouver avec le diagnostic de troubles cognitifs mineurs. Quand il demande, du fait du facteur héréditaire, si ces troubles sont en rapport avec une entrée dans une maladie démentielle, il reçoit une réponse évasive. Le psychiatre lui conseille de faire une batterie de tests qui auront pour objectif d'éliminer une éventuelle entrée dans la démence et il prend soin de lui préciser qu'il n'existe pas de traitement approprié au trouble cognitif mineur.

Notre homme est devenu un patient, il est entré grâce au discours psychiatrique du DSM dans le champ de la pathologie. Dans les jours qui suivent la consultation, ses troubles de mémoire s'aggravent, son anxiété augmente, rejaillissant à son tour sur les troubles, au point qu'on ne sait plus qui est premier, du « trouble cognitif mineur » ou de l'anxiété. Son épouse souligne à juste titre un paradoxe : il est allé consulter un spécialiste parce qu'il était inquiet et il est ressorti de la consultation encore plus inquiet. Mais elle a l'espoir que tout va rentrer dans l'ordre dès qu'il aura passé ses tests : les tests, eux, sont scientifiques et objectifs.

Malheureusement, il n'obtient un rendez-vous que dans trois mois car il existe peu de centres spécialisés où travaillent des neuropsychologues habilités à pratiquer ce genre de tests et, surtout, il semble qu'une épidémie de troubles cognitifs mineurs vient de se déclencher, qui sature les capacités d'accueil déjà limitées de ces centres.

Pendant l'attente de la consultation, notre patient voit son angoisse devenir très pénible. Il va alors voir son généraliste qui lui prescrit une benzodiazépine en lui recommandant d'en prendre le moins longtemps possible. Mais au bout de quelques jours, le patient a l'impression qu'il perd encore plus la mémoire. Il va consulter la notice du médicament, où les troubles de mémoire sont consignés comme effet secondaire et il complète son information sur Internet. Sur la toile, il apprend que la prescription de benzodiazépine est associée à partir d'un certain âge à un risque accru de démence. Avant même de finir la lecture qui lui aurait montré qu'il n'était pas vraiment concerné par ce risque, il panique. Il décide d'arrêter la prise de benzodiazépine, ce qui lui vaut plusieurs nuits difficiles, avec une insomnie inhabituelle.

Au bout de quelques jours, il a de nouveau un moment de panique à l'idée qu'il est épuisé et qu'il ne pourra plus faire face à ses obligations, qu'il va perdre son travail et, qu'étant à peu d'années de la retraite, il ne retrouvera rien ni ne pourra faire valoir ses droits. Son humeur s'assombrit. Son entourage s'inquiète, mais il ne veut plus retourner voir ni le psychiatre qui lui a diagnostiqué « sa maladie » ni le généraliste qui lui a prescrit l'anxiolytique. Il est néanmoins d'accord pour consulter un autre médecin généraliste qu'on lui recommande.

Il prend rendez-vous chez le Dr N... qui vient justement d'être informé par un représentant de laboratoire de l'existence d'un médicament présenté, « preuves scientifiques, courbes et chiffres à l'appui sur papier glacé », comme très efficace à la fois dans les troubles paniques et dans les états dépressifs. Ce représentant a laissé au Dr N... un *guideline* pour dépister grâce à quelques questions un état dépressif. Avant de partir, ce représentant a tenu à préciser que, bien souvent, la dépression était masquée, que la comorbidité avec les troubles affolait, qu'un trouble anxieux généralisé était fréquent, et que les « experts » du DSM-5 s'étaient posé la question d'inclure un trouble anxio-dépressif dans la nouvelle édition.

Notre homme va ressortir de la consultation avec un diagnostic de comorbidité (troubles paniques et épisode dépressif majeur) et une prescription d'antidépresseur (la molécule en question est un antidépresseur). Je vous laisse imaginer la suite, mais qu'il me soit permis de conclure ironiquement cette fiction et dire à ce patient : « Bienvenu au club, non des déprimés, mais de ceux qui consomment des antidépresseurs ! »

La gourmandise est-elle un trouble mental ?

Le DSM-5 nous réserve d'autres surprises. Changeons de contexte et imaginons une jeune femme, Melle T..., qui a la trentaine et un compagnon. Ils projettent de se marier à l'automne prochain et pensent faire un enfant. Elle a une activité professionnelle stable et elle trouve de l'intérêt à son travail. Elle a en quelque sorte « hérité » de sa famille, et en particulier de ses parents, une habitude de manger un peu trop dans certaines circonstances, festives ou pas. Pour ses parents la cuisine est une valeur importante, ils sont issus tous les deux de régions réputées pour leur gastronomie et font régulièrement des repas copieux.

Un soir qu'elle s'adonne à sa gourmandise lors d'un délicieux dîner, un invité évoque ce qu'il a appris sur Internet : douze accès de gourmandise en trois mois constituent un *binge eating disorder*, qu'on peut traduire par « trouble de l'hyperphagie » ou « trouble de l'hyper-phagie boulimique ». C'est un trouble mental, ajoute-t-il. Tout le monde se met à rire et à se traiter mutuellement d'hyperphagique. Melle T... rit aussi. Mais elle ressent une gêne, elle se sent « troublée » par les propos de l'invité. Elle éprouve un sentiment de honte en pensant à son comportement alimentaire. Petit à petit s'insinue en elle l'idée que ce qui lui paraissait un plaisir légitime est condamnable. Elle essaie de compter le nombre de fois où elle a eu des accès de gourmandise, n'y arrive pas. Elle essaie encore de recompter, elle en conclut enfin qu'elle entre dans le cadre du diagnostic.

Elle dort mal la nuit suivante, mais elle ne met pas cette perturbation tout de suite en relation avec ce qu'elle a entendu de la bouche de l'invité. Elle se surprend à voir resurgir des souvenirs de moments de son enfance où elle a éprouvé de la honte. Elle perd de l'appétit et refuse plusieurs fois d'aller au restaurant, ce qui contrarie son compagnon. Elle finit par comprendre que le diagnostic énoncé lors de la soirée et dont elle a vérifié l'exactitude l'a affectée, mais elle se demande pourquoi.

Melle T... pourrait, à partir de cette déstabilisation, se tourner vers un psychanalyste pour essayer d'en savoir un peu plus, ou s'enfoncer dans une phase de tourments qui peut la conduire à la dépression, ou bien encore surmonter l'affaire toute seule au bout d'un certain temps. Je laisse toutes les hypothèses ouvertes sans choisir ni trancher, elles sont toutes plausibles. Ce qui m'importe ici, c'est de montrer l'effet d'annonce d'un diagnostic psychiatrique. Apprendre qu'on souffre peut-être d'un trouble mental peut provoquer des effets incontrôlables.

Melle T... s'est trouvée inconsciemment dans la position de quelqu'un qui est surpris en flagrant délit de plaisir solitaire – sa gourmandise est un plaisir de type érotique –, et d'entendre que c'est pathologique provoque chez elle une sensation de honte. Elle se sent comme dénudée en public, ce qui suffit à expliquer son malaise persistant. Mais il y a encore autre chose. Je l'ai dit, les parents de Melle T... sont eux aussi gourmands : ce diagnostic résonne comme un désaveu d'une partie des valeurs familiales, il modifie le regard qu'elle a sur cette coutume des « banquets » et sur ses parents. L'excès de nourriture représentait pour Melle T... une manière de recevoir l'amour de ses parents. La bonne cuisine est leur expression affective privilégiée, c'est leur manière de donner. Le diagnostic du DSM-5 a fait office de discours religieux venant prescrire une interdiction et a touché son estime de soi. Melle T... est entrée dans une phase conflictuelle.

Cette affaire de diagnostic illustre le fait que le DSM vient traquer toutes nos tendances, tous nos plaisirs de la vie quotidienne, pour les pathologiser, les corriger si nécessaire. Il remplit l'office d'une véritable bible qui légifère sur ce qui est permis et ce qui est interdit.

Melle T... apparaît sans doute bien fragile pour être déstabilisée à ce point ; mais les gens fragiles psychologiquement doivent avoir toute notre considération, en particulier celle des psychiatres. D'autre part, nous sommes tous fragiles car nous avons tous des zones de fragilité : ce n'est pas synonyme de malade mental.

Comment le DSM stigmatise les jeunes enfants

Mon dernier exemple concerne un nouveau diagnostic, le *disruptive mood disfunction disorder* (DMDD) qui touche les enfants de 6 ans à 18 ans faisant des crises de rage. Le mot *disruptive* peut équivaloir au mot français « perturbant » ou « perturbateur ».

À la suite d'un rapport de l'Institut national de la santé et de la recherche médicale (INSERM) en 2005, il a été question d'une campagne de dépistage des enfants perturbateurs dès la maternelle. Puis d'une tentative de dépistage des troubles du comportement, toujours en maternelle. Enfin, en 2009-2010, la campagne de classement des

5. Le DSM nouveau est arrivé

enfants à risque ou à haut risque. Les catégories nosographiques du DSM comme le trouble oppositionnel avec provocation ou le TDAH sont des vecteurs de ce type de campagnes faites au nom de la prévention, mais qui sont en réalité des opérations de tri du bon grain de l'ivraie, avec des conséquences incalculables sur les enfants. Un enfant de 6 ans qui fait, par semaine et pendant plusieurs mois, au moins trois crises de colère disproportionnées par rapport à la situation peut recevoir le diagnostic de DMMD. Certes, il y a des précautions sur l'âge, sur la présence d'autres signes, mais ce diagnostic a vocation à être surreprésenté. D'autre part, il n'est pas validé par des études fiables, ni prédictif de troubles à l'âge adulte. C'est une pure chimère produite par le malaise dans la parentalité et l'éducation.

Précédemment, j'ai évoqué l'impact de l'effet d'annonce du diagnostic psychiatrique. Cela s'applique tout particulièrement aux enfants car le diagnostic est susceptible d'entraîner une stigmatisation et une atteinte à l'image de soi sur un psychisme en développement. Les enfants font partie des plus vulnérables dans une société. Un enfant coléreux, c'est mon expérience, en appelle bien souvent au « souci de lui ». Cela est implicitement reconnu par les « inventeurs » du DMMD, qui ont remarqué sa prévalence plus grande dans les contextes de carences ou d'incohérences éducatives.

Le choix de faire porter à l'enfant une étiquette diagnostique est-il utile aux soins ? Oui si on envisage uniquement une prise de médicaments, sinon cela est contreproductif. Une prise en compte de la souffrance de l'enfant et de son entourage, de l'impasse qui a conduit au symptôme, serait beaucoup plus sage et beaucoup plus utile pour soigner l'enfant. Il existe une grande difficulté en général dans la pédopsychiatrie : prendre en compte les variations qui restent dans la normale et qui concernent un sujet en développement et la réversibilité, ainsi que l'émotivité, des troubles. Tout pédopsychiatre doit avoir à l'esprit ces variations. Par ailleurs, dans le cas de ces troubles qui touchent l'enfant, le diagnostic s'appuyant sur des appréciations subjectives émanant de personnes impliquées, une prudence redoublée est de rigueur pour différencier les variations de la normale et la pathologie.

Le problème majeur que posent ces catégories diagnostiques du DSM (DMMD, TDAH, etc.), qui s'appliquent aux enfants, consiste également dans le fait qu'elles sont implicitement fixistes. Elles fonctionnent comme des étiquettes qui ont l'inconvénient de pétrifier la souffrance et dont l'évolution est conçue essentiellement en termes de risques futurs, avec l'idée sous-jacente du handicap. Il est recommandé de dépister ce dernier le plus précocement possible, ce qui incite les autorités sanitaires et politiques à promouvoir des campagnes dès la maternelle. Mais il s'agit d'une conception élargie du handicap, englobant non seulement les fonctions instrumentales comme le langage ou la motricité, mais aussi le vivre en collectivité, qui ne se prête pas à une évaluation objective simple, car il n'est pas toujours indépendant de l'histoire familiale de l'enfant et du milieu social où il grandit. S'il se sent rejeté ou s'il ne peut s'opposer par les voies ordinaires, il sera plus sujet aux crises de colère. On sait que dans certains

États américains, un enfant a dix fois plus de risques d'être étiqueté porteur d'un trouble oppositionnel avec provocation, d'un TDAH, auquel s'ajoute parfois un DMMD, s'il est Noir et issu d'un milieu défavorisé que s'il est Blanc et issu d'un milieu aisé.

Ce constat doit faire réfléchir et reposer la question de la nature de ce « handicap ». Est-elle biologique, psychologique ou sociale ? Par facilité intellectuelle, certains psychiatres répondent : les trois, d'où une aggravation de la confusion des rôles et des responsabilités au sein des professionnels de l'enfance. Le fixisme, c'est-à-dire l'adhésion implicite à l'idée qu'il n'y a ni transformation ni mutation à l'intérieur des catégories diagnostiques, est inadmissible ; par surcroît, comme il ne repose sur aucune base scientifique, il est à l'origine des constructions sociales contestables que sont certains troubles, et il a tendance à retentir sur l'ensemble de l'architecture de la classification : par exemple, dans le DSM-5, celui qui consomme pour la première fois une substance illicite, ou qui commet son premier abus, est regroupé avec les consommateurs réguliers au nom du risque. Mais comment ne pas voir dans ce regroupement une idéologie fixiste qui va contre l'évidence clinique et la conduite thérapeutique ? L'abus de substance, une seule fois, chez un adolescent peut avoir une valeur initiatique, de prise de risque, pour se prouver qu'il a quitté le monde surprotégé de l'enfance et pour affirmer son opposition à la loi des adultes, etc. Bien sûr, cet acte doit être pris au sérieux, mais en aucun cas assimilé automatiquement à une entrée dans l'addiction.

En conclusion, il convient peut-être de nuancer mon appréciation sur le DSM : il ne fabrique pas que des fous, il fabrique aussi des handicapés, et le combat contre la pensée unique du DSM est un combat contre les théories fixistes.

6. Le diagnostic psychiatrique peut-il être scientifique ?

Comment fait-on un diagnostic en psychiatrie ? Si la méthode qui s'appuie sur le DSM n'est pas la bonne, s'il n'existe pas de marqueurs biologiques ou d'images radiologiques susceptibles d'orienter la démarche diagnostique, s'il y a une tendance à surdiagnostiquer – ce que j'appelle fabriquer des fous –, quelle est la bonne règle de l'art diagnostique en psychiatrie ?

Le phénomène perceptif

La démarche clinique, en quelque sorte traditionnelle, consiste à avoir un entretien avec le patient, à parler avec lui, à lui poser des questions sur sa plainte, à l'écouter, à le recevoir, et à tenir compte des effets de sa présence et de ses paroles sur le clinicien.

Avec un tel dispositif, qui décide de se passer au démarrage d'instruments d'évaluation plus objectifs que sont les tests ou les entretiens formalisés, on pourrait imaginer que la démarche diagnostique soit totalement arbitraire, qu'elle ne réponde à aucune loi et qu'elle soit un mystère. En réalité, des études anciennes[12] ont montré que le diagnostic psychiatrique était très souvent posé par le psychiatre dans les premières minutes de l'entretien, et que ce diagnostic précoce était confirmé à la fin de l'investigation par le même clinicien dans les trois quarts des cas. De plus, le diagnostic précoce possède une plus grande fiabilité que les diagnostics plus tardifs. Autrement dit, il y a un accord plus franc entre différents cliniciens pour le même patient quand ces cliniciens font un diagnostic précoce, ce qui pourrait se traduire en langage courant par : c'est un diagnostic qui saute aux yeux des observateurs. À l'inverse, plus il est tardif, plus il est hésitant, et moins il est fiable.

Alors, quelles hypothèses peut-on émettre sur les mécanismes de cette démarche diagnostique ? Certains ont pensé que le clinicien était sensible à une forme, parce qu'une forme est immédiatement reconnaissable, elle n'exige pas un raisonnement récapitulatif, un inven-

---

12. Voir notamment GAURON (Eugene F.), DICKINSON (John K.), « Diagnostic Decision Making in Psychiatry, I. Information Usage », *Archives of General Psychiatry*, vol. 14, 1966, p. 225-232.

taire exhaustif et additif. Mais cette forme, quelle est-elle ? Il s'agit d'un phénomène perceptif qui ne touche pas nécessairement au champ des phénomènes connus de la sémiologie psychiatrique. Je pense en particulier à la qualité globale de la présentation du patient ou de ce qu'il suscite chez le clinicien, dans le vécu du clinicien. Cette forme vient court-circuiter la démarche médicale qui se décompose en trois temps et que le DSM veut transposer en psychiatrie : d'abord le recueil de données, c'est-à-dire les signes, ensuite la comparaison avec les configurations symptomatiques typiques connues par le clinicien ou à l'aide d'une classification, enfin, la décision thérapeutique, ce qu'on appelle la conduite à tenir, venant par inférence à partir des résultats de cette comparaison.

Comment reconnaître la schizophrénie : le sentiment précoce

Une collègue me disait que lors du premier entretien, quand elle éprouvait le sentiment d'être envahie, elle suspectait la psychose chez le patient. Pour illustrer ce phénomène perceptif, je vais raconter une histoire tirée de ma pratique.

Il y a de nombreuses années, j'ai reçu un homme qui m'a fait part de ses difficultés, de ses empêchements dans sa vie professionnelle, et qui souhaitait entreprendre une psychothérapie. De façon tout à fait incontrôlable, après quelques minutes d'entretien, j'éprouve un sentiment d'angoisse qui persiste tout au long du rendez-vous et qui m'interpelle : j'attends de le revoir une deuxième fois pour savoir si cette angoisse revient. Elle resurgit de façon identique. Je m'impose un temps de réflexion, je me remémore ce qu'a dit le patient, je relis mes notes. Je ne trouve rien qui puisse expliquer ou justifier mon angoisse. Ses propos ne sont en rien menaçants, rien qui puisse me faire anticiper un passage à l'acte grave et rien dans son histoire qui vienne toucher des points douloureux chez moi ou de mon passé. Le mystère de l'angoisse demeure. Je décide d'en parler à mon contrôleur, celui auquel le psychanalyste débutant parle des difficultés rencontrées dans son travail. Au moment où je commence à décrire le cas auquel je suis confronté, le diagnostic jaillit : il s'agit à l'évidence d'une psychose, alors que ce patient ne ressemble apparemment en rien à « un fou ». La suite de la prise en charge confirmera le diagnostic. Malheureusement, mon patient sombrera dans un état schizophrénique.

Quelles conclusions tirer de cette histoire ? Mon angoisse témoignait de mon sentiment précoce concernant ce patient, mais ce sentiment n'était pas conscient, il était remplacé par un affect. S'il avait été conscient j'aurais probablement fait un diagnostic de schizophrénie. On a tenté de définir ce sentiment précoce : il s'agit du manque d'empathie, de l'impossibilité d'entrer en contact avec le patient, éprouvé en face des schizophrènes et des autistes. Ce sentiment précoce était en rapport avec une écoute, non avec un regard.

La schizophrénie, dans sa clinique type, correspond à une forme, ce qui fait dire à certains que « le secret de la schizophrénie est un secret de la forme[13] ». Je me souviens d'avoir visité un hôpital psychiatrique à l'étranger et d'avoir été frappé par le fait que les malades schizophrènes ressemblaient au premier regard à s'y méprendre à ceux que j'avais soignés en France. Cette forme non individuelle de la schizophrénie suggère que le raisonnement clinique correspond à la manière, très bien expliquée par les neurosciences, dont un homme reconnaît un autre homme, une table ou n'importe quel objet. En dehors des cas de pathologies cérébrales entraînant une agnosie, le cerveau repère les caractéristiques des objets pour les reconnaître, les inférant à une classe particulière. Ce processus est de nature perceptive, banale et universelle. Les types de table varient selon les cultures, mais il y a un invariant au-delà des diversités culturelles. C'est cet invariant qui est repéré après avoir été transmis par le langage. De même, la clinique ressemble à une typologie ; mais contrairement à la typologie spontanée qui nous permet de reconnaître un oiseau ou un chat, elle est susceptible de confirmation comme d'infirmation : elle présente un aspect critique. Le clinicien repère des types, pas des stéréotypes. Il est alors logique que le diagnostic puisse être rapide. Quand le tableau s'éloigne de la forme typique, le clinicien a besoin de plus de temps et doit prendre appui sur d'autres données moins fréquentes, car il ne repère pas dans ce qu'il observe un air de famille immédiat avec le type en question. Il

---

13. BOURGEOIS (Marc), RECHOULET (Danielle), « Les premières minutes, premier contact et rapidité diagnostique en psychiatrie », dans Pierre Pichot et Werner Rein (sous la direction de), *L'approche clinique en psychiatrie*, Paris, Les Empêcheurs de penser en rond, 1999.

6. Le diagnostic psychiatrique peut-il être scientifique ?

existe des cas cliniques tout à fait prototypiques et des cas qui s'éloignent du prototype. Le psychiatre allemand Kurt Schneider a pensé que le symptôme psychiatrique n'était pas un signe comme en médecine somatique mais un trait caractéristique à partir duquel il y a possibilité d'identification par l'observateur du type.

Les limites de l'intégration de la méthode médicale par le DSM

On peut comprendre le dessein des concepteurs du DSM. Ils ont considéré que cette clinique, cette manière de faire un diagnostic, manquait de rigueur scientifique, qu'elle était livrée aux aléas de la subjectivité du clinicien, qu'elle entravait l'avancée de la recherche et gênait par sa faible fiabilité le travail d'épidémiologie et de prévention. Ils ont choisi une méthode qui permet d'homogénéiser le plus possible les symptômes des patients et qui entre dans un protocole de recherche, mais qui nécessite de s'en tenir aux comportements accessibles et facilement observables.

Le problème, c'est que le DSM, qui se fondait sur des critères faits au départ pour la recherche, a envahi totalement le champ de la clinique, qui répond à des exigences distinctes. Il faut admettre qu'il y a plusieurs cliniques psychiatriques, qui sont hétérogènes les unes aux autres.

Par exemple, si on apprend d'un patient qu'il se considère comme nul et sans intérêt, on peut considérer, s'il existe d'autres signes, qu'il souffre d'une dépression et chercher d'autres symptômes qui valideront l'utilisation de psychotropes pour le soigner. Mais si on ne s'en tient pas qu'à la méthode DSM et qu'on apprend que ce n'est pas la première fois qu'il ressent ce sentiment de nullité, on comprend alors qu'il s'agit d'un sentiment récurrent et on peut chercher des rapprochements entre les situations et les circonstances de vie où s'est déclenché ce sentiment de nullité. Ce qui n'empêche pas qu'on lui prescrive un psychotrope, mais on peut être amené à lui permettre de mettre en perspective ses symptômes. Enfin, si on apprend que sa mère avait elle aussi des pensées semblables, qu'il l'a souvent entendue dire qu'elle se sentait nulle, on peut considérer qu'il y a un antécédent familial, peut-être une vulnérabilité génétique, ce qui renforce le diagnostic de dépression. On peut aussi supposer que ce patient s'identifie à sa mère dépressive, ce qu'il refuse d'admettre, et qu'il rejette les médicaments car il a vu sa mère « prendre des cachets toute sa vie », sans résultat.

J'essaie de montrer au moins deux choses avec cet exemple : d'une part, l'intégration des méthodes cliniques est délicate, car les choses en quelque sorte ne se passent pas à la même échelle, comme l'observation à l'œil nu diffère de l'observation au microscope ordinaire ; d'autre part, s'il fut une époque où la passion de classifier avait pour corollaire l'impuissance thérapeutique du classement et n'était qu'un jeu de l'esprit ou une recherche sans retombée thérapeutique, le classement d'un cas dans telle ou telle pathologie porte maintenant à conséquence. Chaque cas pathologique est une situation toujours complexe. Il faut faire des choix, et c'est précisément ce qu'empêche la méthode DSM. Pour

6. Le diagnostic psychiatrique peut-il être scientifique ?

reprendre ma métaphore du microscope, elle en reste à l'observation à l'œil nu, c'est une observation de surface sans aucune profondeur de champ, aucune perspective.

À l'inverse, la méthode clinique, si elle ouvre sur une perspective élargie permettant un travail approfondi, donne aussi des informations. Elle permet de recueillir des données symptomatiques qui peuvent s'avérer utiles dans une optique de prescription médicamenteuse raisonnée.

Je pense notamment à une patiente que m'avait adressée sa psychothérapeute car elle avait perçu et entendu que cette patiente était aux prises avec des affects inhabituels. En réalité, cette dernière ressentait un sentiment envahissant de perplexité, synonyme d'entrée dans un processus délirant qui justifiait, parallèlement à sa psychothérapie, une prescription de neuroleptiques. Un autre patient avait eu à plusieurs reprises des épisodes dépressifs dont il sortait sans médication ; mais son analyste, cette fois, était alerté par un ralentissement psychomoteur qui lui faisait penser que ce qui se produisait n'était pas la simple répétition des épisodes antérieurs mais quelque chose de nouveau qui exigeait une prescription d'antidépresseurs.

Ces deux exemples prouvent que l'approche clinique, avec recherche des conflits inconscients, ne fait pas obstacle systématiquement à une approche centrée sur le symptôme. À l'inverse, la méthode fondée sur le DSM est tellement réductrice qu'elle rend difficile ou impossible autre chose que les médicaments ou la thérapie comportementalo-cognitive.

C'est une des raisons de mon hostilité à la pensée unique DSM : en devenant la langue maternelle du psychiatre, elle lui rend très difficile d'entendre la polyphonie de la vie psychique, la musique à plusieurs rythmes et à plusieurs tons des symptômes. Le fait clinique finit par lui échapper. Un psychiatre doit pouvoir changer de registre, et surtout jouer de la diversité des approches cliniques, mais encore faut-il qu'il ait accès à ces registres différents. Le DSM jouant le rôle de « prêt-à-penser », il interdit cette diversité. L'idéal, qui n'existe pas, serait d'avoir une approche clinique adaptée à chaque cas.

Pour conclure, je reviens à la question du départ : le diagnostic en psychiatrie peut-il être scientifique ? Ma réponse est non. La preuve est administrée par le DSM que certains ont salué comme l'entrée de la psychiatrie dans la science ou l'ère moderne, avec ses critères non plus fondés sur un « vécu » mais opérationnels. Certains ont vu et salué avec enthousiasme ce changement de paradigme, mais trente ans après, il faut constater les échecs de cette révolution, avec l'appauvrissement sans précédent du corpus psychiatrique réduit à la description des comportements de la vie quotidienne pour les pathologiser.

Il y aussi ce dont j'ai déjà parlé à plusieurs reprises car c'est un grave problème pour la santé du public : le DSM a permis à la psychiatrie de renouer avec son passé peu glorieux, celui du déclenchement des épidémies. Il y en a eu plusieurs au xixe siècle dont celle d'hystérie (avec Charcot) ou l'hérédosyphilis qui s'est révélée être une chimère. Aujourd'hui, ces déclenchements d'épidémies concernent entre autres l'autisme, le trouble déficit de l'attention avec ou sans hyperactivité, les troubles bipolaires, lesquels apparaissent comme un indice très fiable de l'absence de scientificité malgré les prétentions déplacées de certains tenants du DSM. Les fausses épidémies relèvent de modes nosographiques qui s'installent dans le champ social, d'abord comme témoin d'un malaise dans la culture, avant de devenir des catégories psychiatriques pour nommer ce témoin. Si les enfants nous paraissent de plus en plus agités, il y a probablement des raisons à cela, mais il sera difficile de les trouver si on plaque une pseudo-rationalité scientifique. La dénomination de « malades porteurs d'un trouble répertorié » devrait être réservée à ceux qui le sont vraiment.

Le DSM a toutefois fait plus que renouer avec les grandes époques d'épidémies. Nous sommes à une époque où les enjeux portent sur le contrôle des populations. Montesquieu avait compris que le pouvoir entraînait tendanciellement l'abus de pouvoir, que la jouissance du pouvoir poussait à « encore un peu plus de pouvoir » et que son remède consistait à limiter le pouvoir par d'autres pouvoirs séparés les uns des autres : c'est le principe génial de la séparation des pouvoirs. Ce qui est vrai pour le pouvoir central l'est aussi pour les pouvoirs « régionaux », ceux dont parle Foucault. Or, le pouvoir psychiatrique, qui n'est plus que l'ombre de lui-même, a gardé le privilège de déterminer au moins formellement qui est fou et qui ne l'est pas, et cela sans l'appui possible de la science. C'est le pouvoir diagnostique. De ce pouvoir, il en use et il en abuse, en légiférant sur qui est malade et qui ne l'est pas, en étendant son influence à terme sur toute la population, en facilitant le contrôle des individus. D'où l'intérêt, comme le préconise Montesquieu, de faire émerger d'autres pouvoirs, d'autres systèmes de classification, d'autres approches comme celle de la post-psychiatrie, de prôner la diversité à défaut de la liberté de concurrence qui ne s'applique pas dans ce domaine.

Bien sûr, le vrai pouvoir qui mettrait fin à ces excès, c'est le pouvoir du savoir, de la science, mais rien ne vient pour l'instant indiquer que l'ère scientifique est proche. Le diagnostic en psychiatrie n'est pas scientifique, les diverses approches cliniques sont hétérogènes les unes aux autres, leur intégration dans une méthode unique n'est peut-être pas possible, mais cette situation peut conduire à une synergie positive ou à une querelle passionnelle.

Ce sera l'objet de mon prochain chapitre puisque je me propose de parler d'une question qui fait polémique, celle de l'autisme ; elle illustre parfaitement comment les questions diagnostiques et nosographiques deviennent des enjeux importants de santé publique, avec la participation de différents acteurs dont bien évidemment les pouvoirs publics, mais aussi une nouvelle force, un nouveau pouvoir, celui qui est désigné sous le nom « d'usagers de la santé mentale ».

7. La querelle de l'autisme : handicap contre folie

Les polémiques et les querelles à tonalité parfois passionnelle concernant le diagnostic et la prise en charge des autistes ont été nombreuses ces dernières années, et tout particulièrement en 2012. Je ne vais pas reprendre l'ensemble des idées qui ont été échangées mais seulement me focaliser sur ce qui est en rapport avec mon propos, la fabrique des fous par le DSM.

Un député français a déposé une proposition de loi dans laquelle il était expliqué en substance que les pédo-psychiatres français, en se référant à la Classification française des troubles mentaux de l'enfant et de l'adolescent (CFTMEA), ne pouvaient pas diagnostiquer correctement l'autisme, et surtout ne pouvaient pas le traiter avec les méthodes adéquates, cette classification étant d'orientation psychanalytique et assimilant l'autisme à une pathologie mentale : « la psychose infantile ». Or, il est prouvé que l'autisme est d'étiologie organique, que c'est un trouble neuro-développemental, distinction clairement établie dans les classifications étrangères comme le DSM ou celle de l'Organisation mondiale de la santé (OMS), la CIM-10, dont ce député sous-entendait qu'elles étaient plus conformes à la science. Il demandait l'interdiction des pratiques psychanalytiques avec les autistes. Quelque temps après, la Haute Autorité de santé (HAS) n'a pas recommandé les pratiques psychanalytiques ou de psychothérapie institutionnelle avec les autistes, faute d'études validées selon ses critères, lesquels sont fondés sur ce qu'on appelle *l'Evidence Based Medicine (EBM)* ou « médecine fondée sur la preuve ». Autrement dit, en quelques mois, on a vu se profiler une entreprise d'invalidation à la fois de la classification française et de la psychanalyse.

Si cette offensive retire le label humiliant de « fou » à une population d'enfants qui souffrent d'un handicap, le problème ne se pose pas seulement en ces termes.

L'évolution de la perception de l'autisme

Après une longue période de l'histoire scientifique où l'on décrit l'enfant sauvage puis les idiots, l'autisme est individualisé par Léo Kanner en 1943 sous le nom d'autisme infantile précoce[14]. Ce syndrome présente

---

14. L'autisme de Kanner est la forme la plus sévère d'autisme.

deux traits cliniques : l'extrême solitude (*Aloneness*) et le besoin d'immuabilité (*Sameless*). Kanner distingue l'autisme de la schizophrénie infantile, et sa trouvaille nosographique est un tournant dans la psychiatrie de l'enfant car il s'attache à repérer les traits communs aux enfants atteints, et non à rechercher chez l'enfant les signes décrits chez l'adulte. En ce sens, sa démarche est novatrice.

Puis vient une période où les pédopsychiatres et psychanalystes, pour la plupart anglais et français, vont s'attacher à délimiter le champ complexe des psychoses infantiles pour le distinguer de la schizophrénie infantile, alors « envahissante » aux États-Unis. On décrit en particulier des psychoses déficitaires (qui sont associées à un retard mental), des psychoses dysthymiques (associées à des épisodes dépressifs et éventuellement de manie), une psychose symbiotique (qui se manifesterait entre autres par de graves perturbations au niveau des interactions sociales), etc. Mais l'autisme infantile précoce garde sa spécificité. Les raisons qui ont poussé les psychanalystes à relier l'autisme, sans l'englober, au champ des psychoses sont multiples. Parmi elles, on doit compter le refus de *l'irréversibilité* et de *l'incurabilité* de l'autisme par la psychiatrie à une certaine époque. Jusqu'à ce que la psychanalyse décide de vivifier le champ de la pédopsychiatrie encombrée par des théories fixistes.

Les psychanalystes ont considéré que les autistes avaient un appareil psychique défaillant, et pas seulement un cerveau défectueux, et ils ont tenté d'en comprendre le fonctionnement en comparant avec ce qu'ils observaient dans les psychoses. Il en est résulté, par exemple,

7. La querelle de l'autisme : handicap contre folie

des descriptions cliniques et des hypothèses concernant le rapport particulier des autistes aux objets, la question du double, leur rapport au langage, les concepts d'identification adhésive (identification mimétique) et d'identification projective (projection de soi sur l'objet), etc. Toutes ces avancées conceptuelles pouvant se mettre au service d'une approche empathique et thérapeutique des autistes, malgré les grandes difficultés de la prise en charge.

Mais l'erreur grave de bien des psychanalystes a été de promouvoir de façon explicite ou implicite l'idée que l'autisme trouvait son origine dans l'interaction entre l'enfant et les parents, et essentiellement dans celle avec la mère. Cette option « épistémologique » est erronée et a été dans bien des cas source d'une souffrance qui venait s'ajouter à la souffrance liée à l'autisme lui-même.

À la décharge des psychanalystes, il convient de dire que les enfants leur étaient souvent adressés à un âge tardif et qu'ils observaient un tableau clinique avec une mère et un père à distance, presque indifférents, et un enfant enfermé dans le mutisme. Ce qu'ils n'avaient pas pu prendre en considération, c'étaient les tous premiers temps de la vie de l'enfant, où les parents s'étaient épuisés à le stimuler, anxieux, avant de se décourager devant l'ampleur de l'obstacle, d'autant plus qu'ils ne trouvaient pas d'aide du côté du corps médical, insuffisamment formé à cette question particulière et spécifique de l'autisme infantile.

Ce sont des chercheurs qui ont fait avancer la compréhension de la clinique de l'autisme en proposant d'installer des caméras vidéo pour filmer les moments familiaux des premiers mois comme le bain de bébé, les repas, tous les principaux temps d'échange mère/bébé. Au départ, il s'agissait d'évaluer la qualité et les mécanismes de l'accordage mère/enfant afin de comprendre les éventuels écarts avec la norme. Les résultats ont montré qu'une immense majorité de mères normales face à un enfant qui ne répondait pas normalement passaient par des phases successives qui aboutissaient à un découragement, à un épuisement psychologique. Dans ces vidéos, il est frappant de voir par exemple une mère de vrais jumeaux dont l'un est normal et l'autre manifestement autiste se comporter différemment avec l'enfant autiste en le surstimulant, en anticipant des réponses qui ne viennent pas, en mimant un dialogue avec lui alors qu'il s'agit d'un monologue. Avec le jumeau normal, on n'observe pas ces attitudes ni ces comportements.

Au moment où j'écris ces lignes, on ne connaît pas l'étiologie de l'autisme. On sait qu'il y a une participation génétique mais qu'on ne trouvera pas le gène de l'autisme. On continue de chercher, en particulier sur les incidents possibles lors de la grossesse. Une question de plus en plus insistante, puisque la détermination et la délimitation de l'autisme sont encore cliniques : en l'absence de marqueurs biologiques, ne faudrait-il pas mettre « autisme » au pluriel ? N'existe-t-il pas différents types d'autisme qui se distinguent, par exemple par la présence ou l'absence de déficit intellectuel ? L'autisme est-il un syndrome bien répertorié ou existe-t-il divers syndromes ? L'autisme est-il la voie finale handicapante commune à plusieurs pathologies différentes ?

7. La querelle de l'autisme : handicap contre folie

L'autisme vu par le DSM

Je ne peux évidemment pas répondre à toutes ces questions, mais je vais maintenant me centrer sur les conséquences du DSM, sur la manière dont il aborde le problème et dont il répond aux questions nosographiques de classification de l'autisme que je viens d'énumérer.

Dans le cadre de pensée que reflète la CFTMEA, on distingue un gradient de pathologie qui va de l'autisme de Kanner, dans sa forme pure, aux états limites, en passant par les syndromes autistiques, les réactions autistiques, puis enfin les psychoses infantiles, appelées dysharmonies psychotiques. Il a même été décrit que certaines sorties de l'autisme se faisaient en passant par la psychose infantile. Mais ce gradient a pu, malgré lui, apparaître comme source de confusions et de malentendus sur une éventuelle conception étiologique, psychogénétique de l'autisme. Dans la CFTMEA, les psychoses infantiles servent de référence en raison de leur caractère réversible et de leur accessibilité aux méthodes psychothérapiques à visée dynamique et mutative, sans préjuger des autres actions thérapeutiques, éducatives et pédagogiques nécessairement associées, et surtout sans prendre parti pour une étiologie. Cependant, les ouvertures de droits nouveaux qu'offrait le statut de handicapé, en particulier aux États-Unis, la possibilité de déculpabilisation que procure « l'universel » de la science ont convergé pour fortement influencer la « modernisation » de la conception nosographique de l'autisme.

L'autisme, sous le terme générique de troubles envahissants du développement (TED), puis de troubles du spectre autistique (TSA) est devenu la référence absolue. Les psychoses infantiles ont disparu, on trouve à côté d'une forme pure d'autisme les autres catégories de pathologies TED, qui se définissent négativement par rapport à l'autisme, comme des formes atypiques ou non spécifiées. Ces dernières représentent 35 % des TED d'après les études épidémiologiques, ce qui laisse à penser, d'une part, que les TED/TSA sont *des regroupements chimériques*, et, d'autre part, que ces 35 % correspondent aux anciennes psychoses infantiles et aux états limites ou autres, qui, de pathologies constituées, caractérisées, et répertoriées dans la CFTMEA, sont réduites au statut confus de « quasi-autisme » ou d'autisme à tel ou tel degré.

La confusion a changé de camp, mais les paradigmes ne sont plus les mêmes, c'est la conception déficitaire et le handicap qui sont au centre. Le syndrome d'Asperger continuant à poser un problème, car certains contestent son caractère déficitaire, sans évoquer ses délimitations floues incluant des gens « bizarres », des schizoïdes ou des *borderlines*.

Autre source de confusion : le retard mental est coté seulement sur l'axe 2 du DSM qui correspond à l'axe des caractéristiques pathologiques accessoires ne pouvant pas prétendre au statut de pathologie. Mais comme les parents de ces enfants déficients mentaux réclament un *vrai diagnostic* qui se situe sur l'axe 1 – celui des vraies pathologies –, les déficiences mentales sont incluses dans les TED/TSA. Le DSM-5 a finalement conservé le syndrome d'Asperger dans le cadre des TSA et a supprimé les axes, ce qui résout le problème du statut des défi-

7. La querelle de l'autisme : handicap contre folie

ciences mentales. L'aiguille du balancier s'est déplacée en faveur du handicap, changement d'ailleurs entériné par le législateur depuis plusieurs années.

Comment le DSM fige toutes les psychoses infantiles en handicap

Lutter pour faire reconnaître la nature de handicap à un syndrome antérieurement considéré comme une pathologie mentale est parfaitement compréhensible, d'autant que le mot de psychose est stigmatisant. Dire à des parents « votre enfant est psychotique » équivaut à leur dire « votre enfant est fou », ce qui est terrible pour un enfant et culpabilisant pour des parents ; on imagine aisément qu'ils vont se poser la question de leur responsabilité dans l'émergence de la folie de leur enfant et comme il n'existe aucune explication scientifique ils vont rester avec cette question insistante. Si on leur dit « votre enfant est handicapé », l'énoncé provoquera d'autres réactions mais la culpabilité consciente sera moins sollicitée. Cependant, auront-ils totalement gagné au change ?

D'après mon expérience de travail avec les enfants handicapés mentaux et leurs parents, quels que soient le diagnostic ou les mots employés, il faut savoir comment recueillir leur culpabilité. Les parents l'éprouvent dès l'annonce du handicap, et même déjà avant, lors du repérage des troubles. Quels sont les contenus habituels de ce sentiment de culpabilité ? « Je n'ai pas pu protéger mon enfant », « Je lui ai transmis une tare malgré moi », etc. Le simple fait de mettre au monde un enfant « pas comme les autres » génère un sentiment de culpabilité. Il est important de respecter cette culpabilité, sans jamais l'aggraver et sans la combattre directement, car elle est aussi la marque de l'implication parentale, elle est co-extensive ou inhérente à toute parentalité.

Je refuse l'idée a priori d'une réponse standardisée à la culpabilité des parents d'enfants handicapés mentaux, mais il peut s'avérer utile d'énoncer par exemple que tout enfant, quel que soit le degré ou l'ampleur de son handicap, est susceptible d'apprendre, et qu'il est bénéfique de relever avec une certaine insistance l'émergence d'une nouvelle compétence chez l'enfant. Il est admis, même par certains détracteurs de la psychanalyse, que les psychanalystes sont souvent les mieux formés pour se charger de parler avec les parents. Face au poids de cet « irrémédiable », le psychiatre peut tout de même jouer un rôle positif en expliquant qu'il existe toujours chez l'enfant des potentialités d'évolution à exploiter, même si elles sont très réduites. Il existe des stratégies, des techniques de compensation du handicap, le psychiatre pouvant aider à relier mutation et compensation.

L'enfant handicapé comme l'enfant normal est inscrit dans le fantasme des parents, qui veulent que l'enfant soit comme ci ou comme ça, qu'il corresponde à telle ou telle norme ou à tel ou tel idéal. Ils veulent en être fiers, qu'il compense certains manques, certains échecs, etc. Mais l'enfant handicapé blesse les parents dans leur image et leur estime de soi. Je dirais qu'il produit une blessure narcissique, qui plus est s'il présente des difformités visibles pouvant évoquer la monstruosité. Mais

7. La querelle de l'autisme : handicap contre folie

la réaction n'est pas toujours la même ; je me souviens d'une réunion de parents d'enfants handicapés où la mère d'un garçon trisomique demandait pourquoi les instituteurs du centre où son fils était admis ne faisaient pas de photos de classe pour que les enfants gardent un souvenir ; elle soulignait que son fils s'était senti en difficulté quand, un après-midi, ses frères et sœurs s'étaient montré mutuellement leurs photos de classe. Alors une autre mère d'un enfant trisomique a pris la parole pour dire que la photo de classe était une mauvaise idée : elle ne voulait pas exposer ou voir exposer sur une photo le handicap de son fils, elle souffrait déjà suffisamment du regard des autres quand elle était dans la rue ou dans l'autobus avec lui. Il baissait la tête quand quelqu'un le fixait du regard et elle avait honte. La première maman a répliqué : « Mais il faut leur apprendre à se défendre, madame. Moi, mon fils, l'autre jour, un grand adolescent le fixait du regard dans l'autobus... Eh bien, il a soutenu le regard de cet adolescent et il lui a dit d'un air menaçant : "Tu veux ma photo ?" »

Cette mère avait réussi à dépasser sa blessure narcissique. Cette histoire est susceptible, il me semble, de faire comprendre à quel point chaque cas est particulier, à quel point les réactions divergent d'une famille à l'autre, mais aussi l'intérêt des groupes de parole entre les parents d'enfants handicapés. Je suis persuadé que cette réflexion sur le fait qu'il faut apprendre aux enfants à se défendre a eu plus d'impact sur l'autre mère que si elle avait été prononcée par les éducateurs, le psychologue ou n'importe quel professionnel, car elle émanait d'un parent vivant une expérience comparable. Les parents d'enfants handicapés mentaux ont beaucoup à nous apprendre sur la fragilité du lien social et sur la norme.

Je reviens maintenant, après ce détour, à une question de plus en plus présente dans le champ de l'autisme et dans la pédopsychiatrie en général : quel rapport entre la maladie mentale et le handicap et quel rôle joue le DSM dans ce débat ? Je pense que le DSM et la CIM, par leur conception déficitaire et leurs présupposés organicistes implicites, ont entraîné une séparation artificielle entre handicap et pathologie, séparation entérinée par la loi sur l'autisme de 2005 qui définit l'autisme comme un handicap. Leur conception s'apparente à un retour des anciennes théories fixistes mais qu'on associe maintenant à des techniques de compensation comportementalistes dont on assure la promotion par des études aux résultats contestés (par des scientifiques peu suspects de complaisance envers la psychanalyse) et par une stratégie agressive ressemblant à du marketing. Les résultats thérapeutiques de ces techniques sont réels, mais là encore il convient de nuancer, car dans nombre d'études il y a inclusion d'enfants étiquetés « autisme non spécifié » ; or compte tenu de ce que j'ai déjà dit, il s'agirait en réalité, camouflées sous ce « label », des anciennes psychoses infantiles dont on sait qu'elles sont bien souvent réversibles.

Les concepteurs de la CFTMEA, et Roger Misès en premier lieu, ont refusé cette séparation pathologie/handicap, car, ont-ils dit, les pathologies mentales entraînent des handicaps parfois sévères, et, à l'inverse, la persistance des désavantages dans les interactions sociales contribuent à la fixation de mécanismes

7. La querelle de l'autisme : handicap contre folie

psychopathologiques parfois très contraignants. D'où, chaque fois que cela est possible, la nécessité pour les soignants de favoriser une convergence et une synergie positive au lieu d'une séparation entre les changements structuraux et les progrès réalisés dans le domaine de l'adaptation scolaire, familiale ou plus tard sociale. La CFTMEA s'assortit d'une classification des handicaps dans le cadre des conceptions dynamiques de Philip Wood[15]. Cette conception dynamique entre handicap et pathologie est confirmée par les travaux sur les personnes cérébro-lésées qui démontrent la justesse d'une approche fonctionnelle du handicap : tout déficit cérébral à la suite d'une lésion entraîne une stratégie de compensation de ce déficit par l'organisme. Il en résulte que les symptômes relèvent non pas seulement du déficit mais à la fois et tout autant du déficit et des mécanismes de compensation mis en œuvre par le cerveau.

Des voies de recherche s'ouvrent pour l'autisme. Par exemple, quand les psychanalystes parlent de mécanisme de défense de type autistique, s'agit-il d'un mécanisme de défense inconscient, avec ou sans intentionnalité, contre « un réel insupportable ? » D'un fantasme inconscient ? De pulsions ? Ou d'une stratégie de compensation du cerveau défaillant de l'autiste ?

La question de l'autisme est difficile et au croisement de beaucoup d'enjeux épistémologiques, théoriques, mais

---

15. Philip Wood (1928-2008) est un épidémiologiste et un rhumato-logue britannique qui a bouleversé la vision du handicap en le définis-sant comme un désavantage pour accomplir un rôle social, en raison de sa déficience ou de son incapacité.

aussi de santé publique et financiers. Je suis pour une approche intégrative et pluridisciplinaire de l'autisme qui mette de côté les querelles idéologiques, car le tout psychanalytique n'existe plus et le tout rééducatif est éthiquement contestable. Je vais préciser mon propos : le DSM fabrique dans le même mouvement de plus en plus d'enfants « faux fous » à calmer et à contrôler, et, au nom d'un idéal mélangeant politiquement correct et scientisme, il ne voit plus que des handicapés appartenant tous au TSA. Ce dernier choix ne s'est pas fait seulement contre la psychanalyse, mais aussi en négligeant des travaux de grande valeur comme ceux de l'École de Yale, qui parle à juste titre de *multiple complex development disorder*. Dans les deux cas, il y a une déformation de la réalité et cela va à l'opposé du bon sens, mais cela témoigne encore une fois à quel point les catégories diagnostiques, les différentes rubriques des classifications psychiatriques ne sont rien d'autre que des constructions sociales historiquement datées.

8. La résistance au DSM : une affaire de société

Dès les années 1980, au moment où un grand nombre de psychiatres saluaient la révolution que constituait à leurs yeux la sortie du DSM-3, d'autres l'accueillaient dans l'indifférence, et d'autres enfin commençaient la résistance. Parmi les défenseurs du DSM-3, il n'y avait pas d'homogénéité. Certains psychiatres avaient souffert de se sentir dévalorisés par le tout psychanalytique, soit parce qu'ils n'étaient pas psychanalystes eux-mêmes, soit parce qu'ils n'acceptaient pas ce qui leur apparaissait comme une pensée unique, soit enfin parce qu'ils étaient d'esprit scientifique et que le caractère scientifique de la psychanalyse leur paraissait douteux.

Le désir de faire de la psychanalyse une science à tout prix

Cette opinion pouvait avoir été renforcée par les travaux d'Adolf Grünbaum qui avait dans plusieurs ouvrages tenté de démontrer, avec une argumentation solide et structurée, que des concepts freudiens de base, comme le refoulement, ne pouvaient accéder au statut de concept scientifique. Adolf Grünbaum se situe dans la suite de Karl Popper, même s'il a marqué des désaccords avec lui. Popper reproche à la psychanalyse de produire des énoncés infalsifiables ; or, la marque des théories scientifiques c'est de se prêter à la réfutation. Autrement dit, la psychanalyse ne peut prétendre à la scientificité. L'autre argument de Karl Popper, c'est le fait que la psychanalyse a vocation ou prétention à tout expliquer. Or, dit-il, quand une théorie explique tout, elle n'explique rien. Il écrit, dans *L'Univers irrésolu : plaidoyer pour l'indéterminisme* : « Dans la mesure où les propositions de la science se rapportent à la réalité, elles ne sont pas certaines, et dans la mesure où elles sont certaines elles ne se rapportent pas à la réalité. » Cette propension de la psychanalyse à tout expliquer, on l'a vue à l'œuvre dans le champ des psychoses et dans le champ de l'autisme. On peut comprendre qu'elle ait profondément agacé certains esprits logiques ou scientifiques, surtout s'ils se voyaient opposer pour tout argument « leur résistance à la psychanalyse ». Mais en réalité, il y a des réponses sérieuses à l'objection que la psychanalyse n'est pas scientifique, Freud lui-même s'y était attelé dans un article célèbre, *Constructions en analyse*[16]. Mais relever l'ensemble des arguments m'éloignerait de mon propos. En tout cas, à notre époque, démontrer qu'une théorie n'est pas scientifique est un argument ruineux pour cette théorie, qui se trouve reléguée au rang de fausse théorie ou de religion. Une question demeure néanmoins : comment se fait-il que l'argument de non-scientificité ait pu porter quand il s'est agi de la psychanalyse alors qu'il ne semble pas nuire dans les mêmes proportions quand il est adressé à la méthodologie DSM, qui n'est pas plus scientifique ?

Mon explication tient au fait que la psychanalyse est perçue comme porteuse de vérités, même si elles s'appliquent au cas par cas et exigent le passage par la cure, alors que la méthodologie DSM se prétend athéorique – pour ne pas s'exposer frontalement à la critique épistémologique – tout en ayant les contours de ce que Canguilhem appelle une idéologie scientifique, c'est-à-dire une croyance qui louche sur une science en l'imitant sans être scientifique. En l'occurrence il s'agit d'un mélange de sciences. De plus, la méthodologie du DSM fondée sur des critères opérationnels a un air de famille avec la vérité, elle épouse l'air du temps de la science et on sait que, parfois, des théories qui avaient seulement un air de vérité se sont révélées vraies ultérieurement. D'où le faible impact de la critique du DSM sur le terrain de la scientificité.

---

16. Freud (Sigmund), « Constructions en analyse », *Résultats, idées, problèmes*, t. 2, 1921-1938, Paris, Presses universitaires de France, 1998.

8. La résistance au DSM : une affaire de société

Le corps professionnel des psychiatres, je l'ai déjà dit, s'est trouvé enfermé avec ses malades. Certains ne s'en plaignent pas, ils acceptent cet enfermement au nom de la spécificité. Ils sont dans une posture de ghetto voulu. D'autres ne s'en sont jamais accommodés, cette posture leur paraît subie. Le DSM-3 a été pour ces derniers une véritable aubaine, un document libérateur qui leur permettait de parler d'égal à égal avec les collègues somaticiens. Mais s'il n'y a plus de réalité psychique, seulement une réalité cérébrale, la psychopathologie disparaît et avec elle la psychiatrie en tant que distincte de la neurologie.

C'est ce que certains ont espéré, mais il est apparu qu'il s'agissait d'une neurologie imaginaire. Les marqueurs biologiques qui « étaient pour bientôt » se faisaient attendre. D'effets d'annonce en coups de bluff ou en « escroqueries commerciales », on entretenait l'espoir. Ce Messie était pour demain, il libérerait la psychiatrie de ses oripeaux magiques préscientifiques et par la même ferait du psychiatre un authentique médecin, un authentique homme de science.

L'attente croyante a passé un peu chez les psychiatres mais elle est toujours bien présente dans la presse, qui diffuse à sa façon les travaux de recherche, et surtout dans le public, chez les usagers de la psychiatrie, en tout premier lieu les patients et les familles des patients. En réalité, aucun pas décisif dans la compréhension de la cause des maladies mentales n'a été réalisé depuis trente ans, alors qu'on annonce très régulièrement dans des magazines et surtout dans des articles de presse qu'on est sur la voie de la découverte du gène de l'autisme, du gène de l'alcoolisme, du gène de la schizophrénie ou du gène de la dépression. Il est vrai que, depuis quelque temps, après le titre accrocheur, dans le corps de l'article, on peut lire des énoncés beaucoup plus nuancés et, en général, comme dit l'expression populaire, la montagne accouche d'une souris.

La lutte contre le DSM,
bible de la psychiatrie américaine

D'emblée, un certain nombre de penseurs, surtout européens[17], se sont inquiétés du DSM. Ils y ont vu un symptôme parlant de notre malaise culturel, mais ils ont eu surtout un point de vue moral ou plutôt politique au sens large, en dénonçant le déficit éthique dont témoigne le DSM, le changement anthropologique qu'il accompagnerait. Leur critique, qu'elle qu'en soit la pertinence, n'a malheureusement pas eu un impact important, car de l'autre côté de l'Atlantique, on n'est pas sensible de la même façon au questionnement éthique. On répugne en général à se contenter d'une vue aérienne aussi brillante soit-elle. Puis, petit à petit, un certain nombre d'Américains ont commencé à saper l'autorité du DSM. Ils en ont souligné les « effets secondaires » dans la réalité quotidienne des Américains. Je pense à l'ouvrage de Stuart Kirk et Herb Kutchins, *Aimez-vous le DSM ?*[18]. Leur

---

17. Je pense notamment à l'historienne et psychanalyste Élisabeth Roudinesco, au psychanalyste Roland Gori ainsi qu'au psychiatre et psychanalyste Maurice Corcos.

18. KIRK (Stuart), KUTCHINS (Herb), *Aimez-vous le DSM ? Le triomphe de la psychiatrie américaine*, Paris, Les Empêcheurs de tourner en rond, 1998.

8. La résistance au DSM : une affaire de société

propos commence par le désastre que provoque dans le champ de l'expertise psychiatrique l'utilisation du DSM. Il s'agit d'une résistance qui est conceptuelle, intellectuelle, mais qui se fonde sur des exemples concrets. Son impact a été plus grand car elle parle aux gens qui peuvent être concernés de bien des façons : maladie mentale personnelle ou affectant des proches, expertise psychiatrique en cas de litige pénal ou même civil, en cas de divorce pour la garde des enfants ou encore en cas de mise sous tutelle ou curatelle.

À vrai dire, ce qui frappe quand on lit les critiques du DSM aux États-Unis, c'est la portée du DSM, son champ d'application qui dépasse les prescriptions médicamenteuses, ce qui a fait dire que le DSM est la bible de la psychiatrie américaine. Ce statut « sacré » est peut-être à l'origine de l'engouement que le DSM a suscité chez les scénaristes de Hollywood. Le langage DSM apparaît dans beaucoup de dialogues de films, en particulier entre les personnages jeunes. Le DSM-3 a été un best-seller totalement imprévu qui a rempli les caisses de l'Association américaine de psychiatrie et qui a prouvé qu'il répondait à une attente.

La maladie mentale, mais aussi le fonctionnement mental en général, intéresse tout le monde et le DSM offre la possibilité au grand public de s'initier à la psychiatrie. Le DSM, c'est la psychiatrie pour les nuls. Il devient un phénomène de société, le langage de la psychiatrie s'intègre dans le quotidien ainsi que la possibilité d'une auto-expertise. Certaines expressions « psychanalytiques » ont aussi envahi le langage courant. Je pense à l'expression « faire son deuil » dont le contenu est relativement vague mais à propos de laquelle un ami avocat me disait qu'il arrive que cette expression soit employée dans les tribunaux, en particulier quand un avocat de partie civile prétend que la peine demandée par le parquet n'est pas suffisante pour que la victime puisse commencer son travail de deuil, ou bien encore que le dédommagement est trop faible, etc. Mais cette contamination est limitée, elle ne porte que sur certaines expressions bien précises ; alors qu'il y a une large diffusion de la langue DSM parmi le grand public : « Je souffre de TOC », « Je suis bipolaire », etc.

Les psychanalystes américains ont résisté de plusieurs manières au DSM-3. Certains ont carrément boudé l'affaire en refusant d'emblée de participer à l'entreprise, d'autres ont joué le jeu mais ont dû quitter le navire car ils ont senti que c'était un piège, que l'orientation des décideurs était fondamentalement opposée à la psychanalyse. Vers les années 2000, les psychanalystes américains, associés à quelques personnalités internationales comme Daniel Widlöcher, ont cherché une nouvelle réponse au DSM. Ils ont conçu un manuel intitulé *Psychodynamic Diagnostic Manual (PDM)* qui se voulait un complément au DSM, un sixième axe[19] psychopathologique. Ils ont mené des études prouvant l'efficacité de la psychanalyse et des psychothérapies analytiques. Ils

---

19. Le DSM est composé de cinq axes : l'axe 1 est centré sur les troubles majeurs cliniques ; l'axe 2, sur les troubles de la personnalité et le retard mental ; l'axe 3, sur les aspects médicaux ponctuels et les troubles physiques ; l'axe 4, sur les facteurs psychosociaux et environnementaux ; enfin, l'axe 5, appelé « échelle d'évaluation globale du fonctionnement », évalue le fonctionnement psychologique, social et professionnel de l'individu.

ont appliqué à la psychothérapie psychodynamique des critères d'évaluation issus de *l'Evidence Based Medicine*, en transformant ces psychothérapies en *Empirically Supported Therapy*. Par cette concession au positivisme américain, ils ont ouvert un peu plus la voie à un champ de recherche sur l'évaluation des psychothérapies, voie délicate car évaluation et psychanalyse ne font pas bon ménage.

Il y a aussi les critiques du DSM qui portent prioritairement sur son impact sur la santé mentale, sur les fausses épidémies, sur la médicalisation des émotions et de l'existence, sur le surdiagnostic, la surprescription, la fabrique des fous[20], que je partage.

La question du DSM est aussi celle du positivisme américain, c'est-à-dire une pensée, une philosophie qui prône que le savoir ne s'acquiert que par l'expérience. Or, il fallait attendre que les gens aient fait l'expérience du DSM pour qu'ils soient réceptifs à sa critique et, même, à sa critique radicale ; ils ne pouvaient pas se satisfaire d'une critique a priori sur des bases éthiques ou politiques. Le positivisme a des valeurs, comme la réalité, l'efficacité, l'utilité, l'expérimentation, la certitude, et pour qu'une critique du DSM soit opérante, qu'elle ne reste pas confidentielle, il faut qu'elle intègre ces valeurs. C'est ce qui se passe actuellement parmi les associations ou les mouvements critiques aux États-Unis. Jamais auparavant, une édition du DSM n'avait suscité autant d'oppositions ni d'arguments chiffrés que la version 5. Il n'est pas impossible que

---

20. Voir notamment les travaux de Christopher Lane et Allen Frances.

cela soit la dernière édition et que nous puissions dire adieu au DSM, car le système a failli imploser sous l'effet des critiques internes et externes. Cette disparition ne sera pas regrettable, mais par quoi le DSM sera-t-il remplacé ?

C'est cette question qui m'a poussé à m'engager avec une dizaine de collègues analystes appartenant à toutes les associations de psychanalyse dans une action contre la pensée unique DSM. Cette action nous a amenés à écrire un manifeste qui a recueilli des milliers de signatures, à organiser deux journées Stop DSM à Paris. Nous avons créé l'association Initiative pour une Clinique du Sujet. Notre action, qui a reçu un écho favorable dans le monde hispanique puis anglo-saxon, porte sur trois axes : refus argumenté de la méthodologie DSM, action politique auprès des décideurs pour alerter sur les dangers du DSM, action auprès des médias pour informer et sensibiliser le public. Enfin, Roger Misès, ce pionnier de la lutte anti-DSM, a pris l'initiative, avant de nous quitter, d'impulser avec le psychiatre Jean Garrabé un groupe de travail pour élaborer une classification des maladies mentales des adultes sur le même modèle que la CFTMEA, dont j'ai déjà parlé.

Toutes ces initiatives, toutes ces actions collectives ou individuelles issues d'horizons différents ont vocation à montrer qu'il existe une résistance au DSM qui ne se contente pas de dénoncer, de pétitionner, mais qui propose d'autres méthodes. Il n'est pas question de s'enfermer dans une posture d'indignés du DSM, mais peut-être d'ouvrir la voie à une période nouvelle, qui rompe avec le réductionnisme et le fixisme, et qui puisse

8. La résistance au DSM : une affaire de société

offrir une classification alternative utile à la transmission du savoir clinique aux jeunes praticiens. Après la période du Stop DSM, il faut préparer la période post-DSM, qui mettra fin à l'inflation diagnostique qui fait voir des fous partout.

Conclusion

Arrivé au terme de ce travail, il reste une objection à laquelle je n'ai pas répondu : celle du conservatisme.

On peut effectivement me reprocher de refuser la modernisation et la simplification, un refus du changement que je défendrais avec de grands arguments ; de me draper dans ma dignité éthique ; d'être un dinosaure bon pour le Jurassic Park. On peut ajouter que cette résistance au DSM d'un certain nombre de psychanalystes n'est rien d'autre qu'une résistance à la psychiatrie biologique et aux neurosciences ; une réaction de has been qui ne veut pas reconnaître que son savoir s'est démodé et qu'une nouvelle technologie plus efficace s'est désormais introduite dans son champ.

Il y a indiscutablement une part de vérité dans cette critique, surtout si l'on se rapporte à la décennie 1990-

2000. Le DSM avait en effet alors le look de la nouvelle technologie, il avait introduit ou aidé à introduire dans le domaine de la subjectivité des instruments, des outils plus objectifs, plus simples, moins intuitifs, plus évaluables, plus aisément transmissibles. De plus, il avait contribué à réduire le fossé entre la clinique et la recherche, fossé qui est cause d'entraves au progrès dans la discipline. Par ailleurs, le DSM, en se fondant sur l'*Evidence Based Medicine*, a ouvert la voie et surtout favorisé l'ère de l'évaluation en psychiatrie, qui était le dernier endroit en médecine où l'efficacité gestionnaire entrait difficilement. Pour certains c'est une catastrophe, pour d'autres un bienfait.

Même si on ne refuse pas l'idée d'une évaluation des soins, on ne peut pas admettre que l'enseignement et la pratique de la psychiatrie se fassent avec le même instrument que celui qui sert à l'efficacité gestionnaire. À chacun son rôle, le rôle de gestionnaire de la santé n'est pas le rôle de psychiatre. Il faut un transcodage entre les deux pratiques : le clinicien raisonne avec ses concepts cliniques, il produit un diagnostic dans la logique de son code, lequel doit être traduit dans un autre code, à usage administratif. Sinon, c'est la langue de Babel, à visée unique, voire totalitaire.

À l'objection qu'on pourrait m'adresser, je répondrais donc : Le DSM est une réussite de la codification, mais la codification est-elle toujours un progrès ? Le code DSM est-il seulement une modernisation de l'ancienne clinique et une simplification scientifique ? La codification est en elle-même une entreprise de rationalisation, mais toute entreprise de rationalisation n'est pas nécessairement utile ni nécessairement scientifique. Le code DSM s'appuie sur des critères opératoires pour la recherche pharmacologique dont je ne conteste naturellement pas l'utilité, mais il ne s'agit que d'une région de la psychiatrie. La recherche psychopharmacologique n'a pas l'ambition ni de représenter ni d'englober l'ensemble des pratiques psychiatriques, mais ce choix est loin d'être neutre ; en prenant comme référence les critères utiles pour la recherche, on substitue au patient de la clinique le patient cible des psychotropes. Le modèle de référence, c'est le patient « chimique », « l'homme neuronal[21] ». En prenant comme étalon ce patient-là, le DSM a déplacé le centre de gravité des classifications et des manuels de psychiatrie antérieurs. Il ne s'agit donc pas d'une simple codification mais d'un changement de référence. Ce changement aurait pu se justifier si le modèle neuronal avait permis des avancées décisives concernant l'étude des mécanismes en cause dans les pathologies mentales. Or, à l'époque où a été conçu le DSM-3, ces avancées n'existaient pas, on les espérait. C'est ce que j'ai ironiquement appelé « l'attente croyante ». Le changement était donc un pari sur l'avenir. On sait depuis que ce pari a été perdu. Le DSM s'est appuyé sur une fiction ou plutôt une science-fiction.

Pari raté, mais pas pour tout le monde : le patient neurochimique a été le cheval de Troie de l'industrie pharmaceutique qui s'est engouffrée dans l'ouverture

---

21. Formule de Jacques-Alain Miller, reprise par Changeux (Jean-Pierre), *L'Homme neuronal*, Paris, Fayard, coll. « Le temps des sciences », 1983.

Conclusion

inespérée que lui offrait l'Association de psychiatrie américaine. Elle s'est autorisée à fabriquer, ou plutôt à « aider à fabriquer », des diagnostics qui pouvaient être des cibles pour les médicaments qu'elle produisait. À cet égard, les circonstances de « l'invention » de la phobie sociale[22] est paradigmatique de la « nouvelle méthode » qui consiste en une inversion de la méthode habituelle : alors qu'on cherchait le traitement adéquat à une maladie avérée, on fabrique désormais le syndrome cible auquel va correspondre un traitement déjà trouvé.

Il existe un autre aspect important concernant cette entreprise herculéenne de codification qu'ont représenté le DSM-3 et ses éditions ultérieures. Un code sert à édicter des règles : prenons le fameux Code Napoléon, ou Code civil, dont la stabilité et la longévité ont été remarquables, quel but les juristes de l'époque s'étaient-ils vu assigner par l'Empereur ? Édicter des règles identiques dans toute la France, unifier les différentes coutumes en un seul code afin de permettre l'unité nationale et l'égalité des citoyens devant la loi. Le Code civil régit la vie civile qui est la vie de tous les jours. Alors qu'en est-il du code DSM ? Comme je l'ai dit, il prend pour référence l'homme neurochimique. Comme les psychotropes agissent sur nos émotions et nos comportements, tout naturellement, l'idée de codifier les émotions et les comportements s'est imposée aux promoteurs du DSM.

---

22. Voir LANE (Christopher), *Comment la psychiatrie et l'industrie pharmaceutique ont médicalisé nos émotions*, Paris, Flammarion, coll. « La Bibliothèque des Savoirs », 2009.

Au départ, il ne s'agissait que de repérer et d'observer les comportements et les émotions pathologiques, mais on en est venu à codifier ces émotions et ces comportements, c'est-à-dire à légiférer sur ce qui est un comportement normal et ce qui ne l'est pas, sur ce qui est une émotion normale et ce qui ne l'est pas. Quel est le « législateur » de ce code des émotions et des comportements ? C'est le consensus des psychiatres et des experts qui travaillent à l'élaboration du DSM. On peut y voir un incroyable rétablissement du pouvoir psychiatrique, car donner à un groupe professionnel le pouvoir de légiférer sur nos comportements et nos émotions revient pour l'État à lui déléguer un pouvoir réglementaire et pour la société civile à se soumettre à ce pouvoir : tout citoyen aux États-Unis peut se voir opposer par un magistrat les normes édictées par le DSM.

Nous sommes tous concernés par le DSM, et il est nécessaire d'y réfléchir à au moins deux fois avant de l'introduire comme référentiel unique en France, risque sérieux en raison de sa vocation transculturelle et de l'influence des États-Unis. Il recueille le statut universel de la science et son prestige, malgré ses supercheries.

Le mot « normal » a fait son entrée sur la scène politique française en 2012, lors du débat télévisé entre les candidats restés en lice au second tour de la campagne présidentielle. Cette entrée est de bon augure, car chacun a compris que celui qui l'employait le faisait avec l'idée que tout le monde savait ce qu'était la normalité. Il existe un sens de la justice très tôt chez l'enfant, nous disent les éducateurs. Il existe aussi peut-être un sens intuitif du normal chez tout un chacun, mais la difficulté est que l'homme neurochimique a une normalité à géométrie variable qu'on ne mesure pas sur des constantes biologiques mais sur des comportements et des émotions. À moins que la norme soit « zéro émotion et comportement parfait ».

La vraie question, cher lecteur, est de savoir si vous êtes prêt à vous soumettre à un code de civilité ou de civilisation, car la dimension morale n'est jamais loin quand on codifie les comportements édictés par l'Association de psychiatrie américaine ou de toute autre association de psychiatrie.

J'ai eu l'ambition en écrivant ce livre d'essayer d'éclairer votre opinion.

Remerciements

À Jack Carney, Allen Frances, Jean Garrabé, Peter Kinderman, Christopher Lane.

Aux membres de l'association Initiative pour une Clinique du Sujet :
Jean-Caude Aguerre, Guy Dana, Marielle David, Francis Drossard, Françoise Fabre, Tristan Garcia-Fons, Nicolas Gougoulis, Thierry Jean, Claude Léger, François Leguil, Geneviève Nusinovici, Bernard Odier, Michel Patris, Gérard Pommier, Jean-François Solal, Dominique Tourrès, Jean-Jacques Tyszler, Alain Vanier.

À ceux qui participent à la CFTMA :
Marcianne Blévis, Michel Botbol, Aurélie Capobianco, Laurent Delhommeau, Olivier Douville, Bernard Gibello,

François Kammerer, Jean-Baptiste Legouis, Nora Markman, Claire Nahon, Frédéric Pellion, Christian Portelli, Dominique Wintrebert.

Table des matières

www.ingramcontent.com/pod-product-compliance
Lightning Source LLC
LaVergne TN
LVHW051159060726
842526LV00014B/3278